KB266382

쾌면의 과학

일러두기

1. 모든 각주는 옮긴이의 주입니다.

2. 이 책의 내용은 효과·효용에 개인차가 있습니다.

3. 이 책에 있는 정보와 조언의 사용 또는 오용으로 인해 직간접적으로 발생하는 손실, 부상 또는 손해에 대해 국내 출판사와 저자, 원저작권사는 어떤 책임도 지지 않습니다.

4. 이 책에서 다루는 내용은 전문 의학적 조언을 대신할 수 없습니다. 지료가 필요한 질환이나 지병이 있으신 분들은 먼저 전문가나 전문의와 상담을 하시길 바랍니다.

20인의 수면 전문가들이
알려주는 잘 자는 법

쾌면의 과학

이토 가즈히로 지음 | **미시마 가즈오** 감수

오승민 옮김

시그마북스
Sigma Books

20인의 수면 전문가들이 알려주는 잘 자는 법

쾌면의 과학

발행일 2026년 5월 11일 초판 1쇄 발행
지은이 이토 가즈히로
감수자 미시마 가즈오
옮긴이 오승민
발행인 강학경
발행처 시그마북스
마케팅 정제용
에디터 최윤정, 최연정, 양수진
디자인 정민애, 강경희, 김문배

등록번호 제10-965호
주소 서울특별시 영등포구 양평로 22길 21 선유도코오롱디지털타워 A402호
전자우편 sigmabooks@spress.co.kr
홈페이지 http://www.sigmabooks.co.kr
전화 (02) 2062-5288~9
팩시밀리 (02) 323-4197
ISBN 979-11-6862-486-3 (03510)

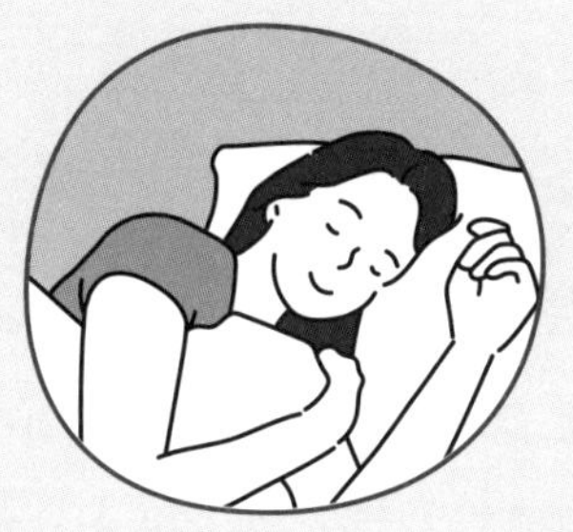

시작하는 글

일본 아키타대학교 대학원 의학계 연구과 정신과학 강좌 교수
미시마 가즈오

세계적으로도 일본인의 수면 시간이 짧다는 사실은 이미 널리 알려져 있습니다. 경제협력개발기구(OECD)가 2021년 실시한 조사에 따르면 가맹국 33개국 중 수면 시간이 가장 짧은 나라는 일본이었으며 이는 평균보다 약 1시간이나 짧은 수치였습니다.* 미국 랜드(RAND) 연구소가 2016년에 발표한 추산에 따르면 **일본의 수면 부족으로 인한 경제손실이 연간 약 150조 원에 달하며, 국내총생산(GDP) 대비 비율이 2.9%로 세계 최하위**였습니다.[1] 미국, 영국, 프랑스 등 주요 선진국은 모두 OECD 평균 이상의 수면 시간을 확보하고 있으므로 '바빠서 어쩔 수 없다'라는 변명은 통하지 않을 것입니다.

---

* OECD의 2021년 조사에서 한국인의 하루 평균 수면시간은 7시간 51분으로 나타났다 OECD 평균 수면시간은 8시간 27분이다.

일본 NHK가 5년마다 실시하는 '국민 생활시간 조사'의 2020년 결과에 따르면, 수면 시간은 1960년 8시간 13분에서 2020년 7시간 12분으로 약 1시간 감소했습니다. 쇼와 시대**에서 헤이세이 시대***를 거치며 일본인의 수면 시간은 꾸준히 짧아졌으나, 이제는 한계에 달했는지 2010년 이후로는 큰 변화가 없습니다.

일본 후생노동성이 발표한 2023년도 '국민건강 영양조사'에 따르면 수면 시간이 평균 6시간 미만인 사람은 남성 38.4%, 여성 43.6%였으며, 5시간 미만인 경우도 남성 8.5%, 여성 10.3%에 달했습니다. 특히 6시간 미만인 사람의 80% 이상, 5시간 미만인 사람의 90% 이상이 피로감과 수면에 대한 불만을 호소하고 있습니다. 이는 **생리학적으로 더는 수면을 줄일 수 없는 한계치에 도달했음**을 의미합니다. 특히 경제활동 세대의 수면 부족은 암이나 생활 습관병에 대한 예방 대책만큼이나, 혹은 그 이상으로 심각하게 다루어져야 할 문제입니다.

🛏 잠자는 시간이 아깝다?

NHK의 '국민 생활시간 조사'에 따르면 일본인의 수면 시간이 짧아지기 시작한 시점은 1970년 이후입니다. 취침 시각은 첫 조

** 1926년 12월 25일부터 1989년 1월 7일까지 이어진 일본 역사상 최장수 연호.
*** 1989년 1월 8일부터 2019년 4월 30일까지 이어진 일본의 연호.

사 이래로 꾸준히 늦어지고 있는데, 초기에는 기상 시각도 함께 늦추어지면서 전체적인 수면 시간에는 큰 변화가 없었습니다. 하지만 회사나 학교에 가야 하는 시각은 사회적으로 정해져 있으니 1970년부터는 기상 시각에 변화가 생기지 않았습니다. 결국 취침 시각만 늦어지면서 전체적인 수면 시간이 줄어들게 된 것입니다.

그렇다면 왜 취침 시각은 점점 늦어지게 된 걸까요? 'TV가 심야 시간대까지 방송하기 때문'이라는 분석도 있었습니다. 하지만 2011년 3월 발생한 동일본 대지진 이후처럼 심야방송을 자숙하던 시기에도 취침 시각은 별로 앞당겨지지 않았습니다.

지금으로부터 7~8년 전의 이야기입니다. 제가 도쿄 도의 건강추진사업 평가위원을 맡았을 때 도쿄 도민을 대상으로 '수면 시간이 짧아지는 이유'에 대해 설문 조사를 실시한 적이 있었습니다. 결과는 의외였습니다. '일이 바빠서'라고 대답한 사람이 거의 없었기 때문입니다. 오히려 '자기 계발', '그냥', '스마트폰 사용' 등을 꼽은 사람이 훨씬 많았습니다. **꼭 업무에 쫓겨 늦게 자는 것이 아니라, 스마트폰을 보며 특별한 이유 없이 깨어 있었던 것입니다.**

예전에 미국에서 생활했을 당시, 인상 깊었던 것은 많은 사람이 취침 시각을 정해 놓은 것이었습니다. 기본적으로 '몇 시가 되면 잠자리에 든다'와 같이 취침 시각을 정해 놓고 생활하고 있었습니다. 일본에서는 보기 힘든 사고방식인 것 같습니다. 일본이라면 '그냥 졸리면', '해야 할 일을 다 마치면'과 같은 식으로 잠자리에 드는 사람이 많은 듯합니다.

최근의 '일하는 방식 개혁'*에서는 퇴근 후 다음 날 출근 전까지 일정 시간 이상의 휴식 시간(인터벌 타임)을 확보하도록 권장하고 있습니다. 이는 '근무 간 인터벌 제도'라 불리며, 권장 시간은 11시간입니다.

하지만 아무리 인터벌 타임을 지금보다 3시간 더 늘린다고 하더라도, 실제 근로자들은 그 3시간을 온전히 수면에만 할애하지 않는다는 것이 문제입니다.

일본인의 수면 부족은 이제 한계에 도달했습니다. 실제로 주말에 '몰아서 자는' 시간도 많고 전철 안에서 꾸벅꾸벅 조는 모습도 흔히 볼 수 있습니다. 그런데도 근무 간 인터벌 제도로 휴식 시간이 늘어나도 좀처럼 자려고 하지 않습니다. 스스로 잠이 부족하다고 인지하면서도, 막상 시간이 생기면 수면이 아닌 다른 일(재택 잔업, 공부, 취미 등)에 시간을 사용해 버립니다. 이는 **'자는 시간이 아깝다'라고 생각하는 사람이 많아서**일지도 모르겠습니다. 하지만 그렇게 생각하는 건 큰 오산입니다.

---

* 일본 후생노동성에서 발표해 2019년부터 순차적으로 시행되고 있으며 노동환경의 질 향상이나 생산성 향상을 위한 국가, 기업 차원에서의 대처.

🛏 '그럭저럭 잘 버티고 있다'라는 느낌은 위험하다

일본 후생노동성이 초과 근무 시간의 제한과 인터벌 타임을 마련한 본래 취지는 **수면 시간이 극단적으로 짧아지면 비만, 고혈압, 당뇨병, 심질환, 뇌혈관질환, 치매, 우울증 등의 발병 리스크가 높아진다**는 사실이 최근 연구 결과를 통해 밝혀졌기 때문입니다. 하지만 일하는 방식을 개혁해 여가 시간을 늘려도 정작 가장 중요한 수면 시간은 늘어나지 않고 있습니다. 그 이유는 많은 사람의 머릿속에 **'이 정도면 그럭저럭 잘 버티고 있다'라는 생각**이 자리 잡고 있기 때문이라고 생각합니다. 그런데 사실 이 생각이 가장 위험합니다. 본인은 '잘 버티고 있다', '괜찮다'라고 느낄지 모르나, 몸 상태는 전혀 그렇지 않기 때문입니다.

수면 부족일 때 본인이 가장 곤란하게 느끼는 증상은 '졸음'일 것입니다. 지하철에서 잠깐 졸거나 주말에 몰아서 자면 졸음은 일시적으로 해소됩니다. 사람들은 이를 두고 '잘 버티고 있다'라고 착각해 버립니다. 이렇게 누적된 수면 부족을 수면 부채라고 하는데, **낮잠이나 '몰아서 자기'로는 일시적으로 졸음만 해소할 수 있을 뿐, 수면 부채로 인한 질병 리스크는 안타깝게도 전혀 해소되지 않습니다.**

혈압이나 혈당은 객관적으로 측정할 수 있어, 수치가 높으면 염분 제한이나 운동을 결심하게 됩니다. 하지만 수면 부족은 객관적인 측정 방법이 없으므로 잘 버티고 있다는 착각 속에 자신도 모르게 방치하는 경우가 많습니다. 이런 생활을 5년, 10년 지속하다 보면 건강은 서서히 무너집니다.

비단 특정 업계만의 문제는 아니겠지만, 특히 미디어 업계에는 이런 분들이 많은 것 같습니다. 한 방송국에서 PD의 평균 수명이 60대라는 말을 듣고 정말 큰 충격을 받았던 기억이 납니다.

🛏 '쇼트 슬리퍼'가 실제로 존재할까?

그나마 최근에는 사람들이 어느 정도 수면의 중요성을 인식하기 시작한 것 같습니다. 많은 분이 수면에 관한 고민이 많으실 겁니다. IT나 AI 기술을 활용한 수면 개선을 시도한 제품과 서비스, 이른바 '슬립 테크'도 크게 유행하고 있습니다.

다만, 슬립 테크가 추구하는 방향은 '수면 시간을 늘리는 것'이 아니라 '수면 시간은 그대로 두되, 수면의 질을 대폭 늘려 짧은 시간 동안 푹 잘 수 있게 하는 것'입니다. 이런 수면이면 피곤이 확 줄지 않을까 하고 생각하는 분들이 많은 것 같습니다.

현대인은 하고 싶은 일이 참 많습니다. 짧은 수면으로 생활이 가능한 쇼트 슬리퍼가 되고 싶다는 사람도 있고, 그런 분의 마음도 충분히 이해합니다. 하지만, 수면 시간을 줄여도 멀쩡할 수 있는 훈련 따위는 존재하지 않습니다. 억지로 수면 시간을 줄였다가는 도리어 건강만 해칠 뿐입니다.

앞서 언급한 바와 같이 '국민건강 영양조사'에서는 수면 시간이 5시간 미만에 불과한 사람은 약 9%였습니다. 그리고 그들 중 90% 이상은 컨디션 난조를 겪고 있다고 답했습니다. 즉, **수면 시간이 5시간 미만인 사람 대부분은 결코 진정한 쇼트 슬리퍼가 아니라는 뜻**입니다. 실제로 5시간 미만으로 자면서도 일상생활에 아무런 지장을 못 느끼는 사람은 겨우 0.7%에 불과했습니다. 하지만 이들조차 주관적 응답에 따른 5시간 미만일 뿐이지 실제로는 본인도 모르게 낮잠을 자거나 졸고 있을지도 모릅니다. 혹은 컨디션 난조를 스스로 못 느낄 뿐이지 실제로는 병에 걸려 있을 가능성도 있습니다. 저는 어느덧 30년 넘게 수면 연구를 해왔지만, 진정한 의미의 쇼트 슬리퍼라 부를 수 있는 사람은 지금껏 단 3명밖에 보지 못했습니다.

필요한 수면 시간은 개인차가 매우 크지만, 그렇다 하더라도 5시간 미만으로 자면서 문제없는 사람은 거의 없을 것입니다. 이런 이유로 후생노동성이 발표한 '건강을 위한 수면 가이드 2023'에서는 **경제활동 세대를 대상으로 '하루 수면 시간을 최소 6시간 이상 확보할 것'이라는 수면 시간의 하한선**을 설정했습니다. 하지만 이는 결코 '6시간 자면 충분하다'라는 뜻이 아닙니다. 절대 오해해서는 안 됩니다. 6시간은 어디까지나 최소한의 마지노선일 뿐이며, 실제로 6시간만으로는 수면이 턱없이 부족한 사람이 아주 많습니다.

🛏 수면 의학은 크게 발전하고 있다

21세기에 들어서면서 수면 의학은 비약적으로 발전하고 있습니다. 특히 수면의 신경 메커니즘은 매우 상세히 밝혀졌습니다. 그 기본은 수면계와 각성계 신경의 상호작용입니다. 이 두 신경은 밤낮으로 교대하며 서로를 견제하는 관계에 있는데, 깨어 있는 시간이 길어질수록 점점 졸음이 쌓입니다. 이 졸음의 정체는 아직 완벽하게 규명된 것은 아니지만, 프로스타글란딘 D2처럼 졸음을 유발하는 수면물질이 몇 가지 발견되었습니다.

카페인의 각성작용은 예전부터 유명했지만, 그 메커니즘 역시 수면 의학의 연구를 통해 규명되었습니다. 구체적으로는 프로스타글란딘 D2가 졸음을 유발하는 과정을 아데노신이 촉진하는데, 카페인은 바로 이 아데노신을 방해합니다. 결과적으로 프로스타글란딘 D2의 생성이 억제되면서 졸음이 억제되는 것입니다.

이외에도 수면에 관한 연구는 지금 이 순간에도 계속 진전되고 있습니다. 덕분에 저희 같은 임상의들 입장에서도 여러 가지 의학적 사실들을 환자분들께 설명하기가 한결 수월해졌습니다.

🛏 수면은 치매와도 연관이 있다

개인적으로는 '치매와 수면의 관계'를 매우 흥미로운 주제로 주목하고 있습니다. 2012년 미국 로체스터대학교 마이켄 네더가드 교수가 수면 중 글림파틱 시스템(Glymphatic System)을 발견해 수면 시간이 짧으면 알츠하이머 발병 위험이 높아지는 이유를 규명했습니다.[2]

알츠하이머는 뇌에 아밀로이드 β(베타)라는 단백질이 축적되면서 발병합니다. 수면 중에 뇌 글리아 세포는 뇌척수액을 이용해 이 아밀로이드 β 같은 노폐물을 제거합니다. 또 네더가드 교수가 2025년에 발표한 최신 연구[3]에 따르면 수면 중 뇌간에서 노르에피네프린이라는 신경전달물질이 방출되고 이것이 뇌 동맥의 수축과 확장을 제어합니다. 이러한 펌프 작용에 따라 뇌척수액이 뇌 깊숙이까지 침투한다는 사실이 확인되었습니다.

🛏 리스크를 명확히 알고 행동하기

건강을 고려할 때 수면은 매우 중요한 요소입니다. 지금 수면 시간을 줄여가며 '잘 버티고 있다'라고 자신하는 사람도 겹겹이 쌓인 수면 부채의 여파가 언젠가는 반드시 나타나기 마련입니다. 이는 결국 생활 습관병이나 치매 발병 위험을 높이고 결과적으로 건강수명을 단축시키는 결과를 초래합니다.

한편, 인생에 대한 가치관은 사람마다 모두 다릅니다. 당뇨병 환자 중에도 식단을 철저하게 조절하는 분이 있는가 하면 약을 더 복용하더라도 먹고 싶은 음식을 마음껏 즐기겠다는 분도 있습니다. 수면 부족이 해롭다는 것을 알면서도 때로는 잠을 줄여가며 치열하게 살아가야 하는 시기도 인생에는 분명 존재합니다.

어떤 선택을 하든, **그에 따른 리스크가 무엇인지는 명확히 인지**하고 있어야 할 것입니다. 이를 바탕으로 틈틈이 자신의 수면 상태를 점검하고, 문제가 발견되면 되도록 빨리 대처하는 것이 현명합니다. 이 책이 여러분의 수면을 살피고 건강을 지키는 데 유용한 지침서로 활용되기를 진심으로 바랍니다.

제5장

수면의 질이 바뀌는 '쾌면법'

제6장

'쾌면 침실' 조성하는 방법

제 1 장

'왜?'를 알 수 있는 '쾌면에 대한 과학'

일본 쓰쿠바대학교 국제 통합 수면 의과학 연구 기구 기구장·교수
야나기사와 마사시

규명이 시작된 '졸음의 정체'

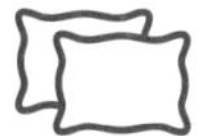 **수면과 각성의 원리는 '시시오도시'와 같다**

"푹 잤는데도 여전히 졸리다." 도대체 이 '졸음'이란 무엇이며, 우리는 왜 또 졸리게 되는 것일까요? 이렇듯 졸음은 참 알 수 없는 존재입니다. 수면 연구 분야의 세계적 권위자이며 50대의 나이에 일본 문화공로자로 선정된 쓰쿠바대학교 국제 통합 수면의과학 연구 기구 기구장인 야나기사와 마사시 교수가 현재 가장 관심을 두고 있는 주제 또한 바로 이 **졸음의 실체**입니다.

그는 "졸음의 메커니즘은 일본 정원에 있는 **'시시오도시'**에 비유할 수 있습니다"라고 말합니다.

시시오도시는 위를 향한 대나무 통에 조금씩 물이 고이는 장

각성과 수면의 메커니즘

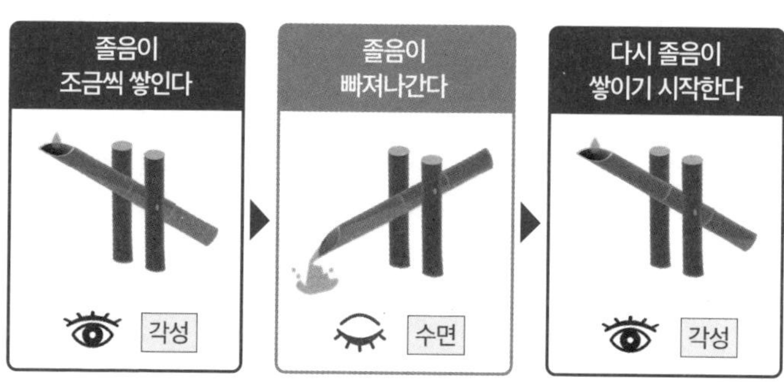

각성과 졸음의 전환은 '시시오도시'에 비유할 수 있다. 이때 '졸음'은 '물'에 해당한다

치입니다. 일정 수준 이상으로 물이 차면 통은 그 무게로 인해 기울어지면서 고였던 물이 쏟아지고, 다시 위를 향하게 됩니다. 이 통이 위를 향하고 있을 때가 '각성(깨어 있음)'이고, 쓰러졌을 때가 '수면'인 셈입니다.

이 비유에서 대나무 통에 고이는 물이 바로 '졸음'에 해당합니다. 인간은 깨어 있는 동안 조금씩 졸음이 쌓이고, 이것이 어느 일정 수준에 도달하면 각성에서 수면으로 전환됩니다. 그리고 충분히 자고 나면 졸음이 해소되어 다시 각성 상태로 돌아오는 것이죠.

"각성에서 수면으로의 전환은 약 **1초 만에** 이루어집니다. 갑자기 툭 하고 기울어지는 시시오도시와 똑같죠. 다만 아직 밝혀지지 않은 것이 세 가지 있습니다. 첫째, 물로 비유되는 '졸음'이란 도대체 무엇인가. 둘째, 물의 양을 측정하는 '대나무 통'에 해당하는 것은 무엇인가. 셋째, 물이 충분히 찼을 때 통을 쓰러뜨려 수면으로 전환하는 '스위치'는 무엇인가 하는 것입니다." (야나기사와 교수)

지난 10년 동안 수면과 각성을 전환하는 스위치에 관한 규명은 빠르게 진행되었습니다.

뇌의 여러 곳에는 각성을 촉진하는 방향으로 작용하는 신경세포 그룹과 이와 반대로 수면을 촉진하는 방향으로 작용하는 신경세포 그룹이 존재합니다. 이들은 시소처럼 서로를 억제하는 신경 회로를 형성하고 있는데, 반드시 어느 한쪽으로만 치우쳐 있으며 중간 상태가 없는 것으로 밝혀졌습니다. 이처럼 각성과 수면을 전환하는 스위치가 뇌 안에 존재한다는 것입니다.

"하지만 이 스위치가 어떻게 작동하는지는 여전히 미지수입니다. 물(졸음)이 가득 찼다는 정보가 스위치를 누르는 셈인데, 그 메커니즘은 전혀 밝혀지지 않았습니다. 우리는 이 부분을 중점적으로 연구하고 있습니다." (야나기사와 교수)

🛏 졸음의 실체에 다가가는 연구가 주목받다

야나기사와 교수팀이 2018년 과학 저널 『네이처』에 발표한 논문[1]은 수수께끼에 싸여 있던 '졸음'의 실체에 다가간 연구로 주목받았습니다. 이 연구에서는 '슬리피(Sleepy)'라는 이름의 돌연변이 쥐가 사용되었습니다. 이 슬리피 쥐는 아무리 잠을 자도 졸음이 사라지지 않는 선천적인 과다수면증을 앓도록 유전자 변이로 만들어 낸 쥐입니다.

"이 돌연변이 쥐는 특정 단백질에 인산기(phosphate group)를 붙이는 '**인산화 효소**' 중 하나가 과도하게 작동하는 상태였는데, 아마도 이것이 아무리 자도 졸음이 해소되지 않는 이유로 추정됩니다. 즉, 특정 단백질에 인산기가 붙는 것이 졸음의 정체일 수 있다는 것입니다." (야나기사와 교수)

반대로 유전자 변이가 없는 정상적인 쥐에게 약한 자극을 주면서 잠을 재우지 않고 계속 깨어 있게 했을 때(단면), 특정 단백질의 인산화가 진행되는 것이 확인되었습니다. 슬리피 돌연변이 쥐의 뇌와 정상 쥐의 뇌를 비교한 결과, **80가지**의 인산화되는 단백질이 발견되었는데 그중 69가지는 뇌의 신경세포끼리 결합하는 '**시냅스**'에 상수하는 것들이었습니다.

정상적인 쥐의 경우 잠을 자면 단백질의 인산화가 해소되었습니다. 마치 시시오도시의 대나무 통이 아래로 기울어지면서 고인 물을 쏟아내는 것과 비슷합니다.

"뇌의 신경세포는 시냅스를 통해 결합하면서 기억 단위나 연산 단위로 기능합니다. 이 시냅스에 있는 특정 단백질이 인산화되면 졸음이 강해지는 것입니다.

즉, 인산화를 촉진하는 유전자에 변이가 생긴 '슬리피' 쥐는 인산화가 계속 진행되기 때문에 늘 졸립니다. 실제로 이 인산화를 약물로 억제하면 변이 쥐나 잠을 못 잔 쥐의 졸음이 줄어든

다는 데이터도 나왔습니다."(야나기사와 교수)

뇌는 잠에서 깨어 활동하는 동안 끊임없이 외부 정보를 받아들이고 작동합니다. 이 과정에서 쓰레기(Garbage)와 같은 잡다한 기억이나 불필요한 정보도 쌓이게 됩니다. 이와 동시에 시냅스 등에 있는 특정 단백질의 인산화가 진행되면서 졸음이 축적됩니다. 야나기사와 교수는 **쓸데없는 기억과 정보를 정리하기 위해 수면이 촉진되는 것이 아닐까** 추측합니다.

"컴퓨터로 치면 '오프라인 모드', 그러니까 외부와 차단된 상태에서 유지보수를 하는 게 바로 '수면'인 셈이죠. 잠을 잘 때는 의식을 잃게 되는데, 동물에게 있어 의식을 잃는다는 것은 천적에게 습격당할 위험 등을 감수해야 하는 일입니다. 왜 유지보수를 위해 의식까지 잃어야 하는지 그 이유는 아직 모릅니다. 아마도 뇌가 외부에 계속 반응하는 상태에서는 불필요한 기억이나 정보를 충분히 정리할 수 없기 때문일 것입니다."(야나기사와 교수)

🛏 곤충이나 문어, 해파리도 잠을 잔다

잠을 자지 않는 동물은 없습니다. **포유류**는 물론 **양서류, 어류** 등의 척추동물은 예외 없이 잠을 잡니다. 심지어 **문어, 오징어, 곤충, 선충**도 잠을 자는 것으로 밝혀졌습니다. 움직이지 않고 가만히 있는 곤충은 대부분 잠을 자는 상태라고 합니다.

약육강식의 세계에서 외부 자극에 대한 반응이 느려지는 수면은 매우 위험한 행위입니다. 그럼에도 모든 동물이 잠을 자는 이유는 음식 섭취만큼이나 생존에 필수적이기 때문입니다.

야나기사와 교수는 수면이 애초에 "뇌를 위해 필요합니다"라고 설명합니다. 육체의 피로는 안정을 취하는 것만으로도 어느 정도 풀리지만, 뇌의 피로는 잠을 자지 않으면 결코 해소되지 않습니다. 실제로 깨어 있는 시간이 길어질수록 뇌의 기능은 급격히 저하됩니다. 가만히 누워 아무 생각을 하지 않더라도 잠들지 않는 한 졸음은 가시지 않는 법입니다.

"문어나 오징어에게는 뇌가 있지만, **뇌가 없는 해파리조차 잠을 자는 것**으로 알려져 있습니다. 즉, 수면이라는 기능이 뇌보다 먼저 등장한 셈인 것이죠. 동물의 고유한 특성인 신경계 덕분에 동물은 몸을 원하는 대로 움직이며 먹이를 삼거나 도망칠 수 있습니다. 이 신경계가 진화하며 복잡해지는 과정에서 수면은 생존을 위한 필수적인 요소로 자리 잡았습니다." (야나기사와 교수)

뚜렷한 렘수면은 동물 중에서도 포유류와 조류에게만 나타난다고 알려져 있습니다. 하지만 물고기나 문어에게도 '액티브 슬립'이라는 렘수면과 유사한 수면 상태가 있는 것으로 밝혀졌습니다.

"유튜브에서 흥미로운 동영상 하나를 보았는데요. 주변 환경에 맞추어 몸 색깔을 바꿀 수 있는 문어가 잠을 자는 동안 가만히 멈추어 선 채 끊임없이 색을 변화시키는 모습이었죠. 그

문어는 어쩌면 꿈을 꾸고 있었을지도 모릅니다. 꿈속에서 이곳
저곳을 누비며 주변 환경에 맞추어 보호색을 바꾸고 있었던 게
아닐까요?”(야나기사와 교수)

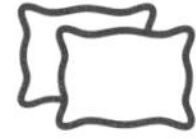

7시간을 잤는데도 3시간처럼 느껴지는 이유

—

일본 쓰쿠바대학교 국제 통합 수면 의과학 연구 기구 기구장·교수
야나기사와 마사시

🛏 '수면 부족'과 '불면증'

과거 일본에서는 '잠을 줄여가며 일하는 것'을 미덕으로 여겼던 시절이 있었습니다. 하지만 최근에는 '일하는 방식 개혁'이 추진되면서, 충분한 수면이 생산성 향상으로 이어진다는 인식이 확산되었습니다. 코로나19 팬데믹 이후 재택근무가 보급되면서, 출근하지 않는 날에 수면 시간이 늘어난 이들도 많아졌습니다. 이처럼 '수면 부족'은 개인의 문제를 넘어 주요한 사회적 과제로 떠오르고 있습니다.

한편, 수면 부족과는 별개로 '잠들고 싶어도 마음대로 잠들지 못하는' 불면증 문제도 심각합니다.

　불면증의 대표적인 증상으로는 잠들기까지 시간이 오래 걸리는 입면 장애와 중간에 깨버리고 다시 잠들지 못하는 수면 유지 장애 등이 있습니다.

　이런 증상들이 수개월간 반복되고 낮 동안의 졸음이나 피로감으로 인해 일상생활에 지장을 초래한다면 전문적인 의미의 '불면증'일 가능성이 높습니다.

　야나기사와 마사시 교수는 불면증이 어느 유형이든, 본인이 '잠을 잘 수 없다'라고 느끼는 지극히 **주관적인 증상 기술**에 따라 진단이 내려진다는 점을 지적합니다. 예를 들어, 잠드는 데 2시간이 넘게 걸렸다고 느낄지라도 이는 체감일 뿐 객관적인 수면 데이터를 측정한 건 아니라는 것입니다.

🛏 실제로는 잤지만 깨어 있었다고 느끼는 '수면 오인'

야나기사와 교수는 "실제 수면 상태와 본인이 느끼는 수면의 양상이 일치하지 않는 사례가 매우 빈번합니다"라고 설명합니다.

　"뇌파를 측정해 보면 실제로 7시간을 잤음에도 본인은 3시간밖에 못 잤다고 느끼는 경우가 있습니다. 이를 이른바 **수면 오인** 상태라고 합니다. 불면증은 환자의 호소, 즉 주관적 피드백을 바탕으로 진단합니다. 따라서 설령 실제로는 잠을 잤더라도 본인이 잠을 못 잤다고 느낀다면, 임상적으로는 '불면증'이라

할 수 있습니다.”(야나기사와 교수)

왜 이런 현상이 일어나는지 상세한 메커니즘은 아직 밝혀지지 않았습니다. 어쩌면 ‘완벽한 숙면’에 대한 집착 때문에 잠이 조금만 얕아져도 ‘잠을 설쳤다’라고 느끼는 것일지도 모릅니다. 혹은 일종의 불안장애 때문일 수도 있습니다. 이유야 어찌 되었든 설령 실제로 잠을 잤더라도 본인이 ‘한숨도 못 잤다’라고 느낀다면 그 고통은 부정할 수 없을 만큼 괴로울 것입니다.

문제는 정신적 고통에만 그치지 않는다는 점입니다. 수면 시간이 부족하면 혈당과 혈압이 상승해 결과적으로 수명이 단축되는 것으로 밝혀졌습니다.

실제로 잠을 못 자는 ‘객관적 불면’보다는 경증일지라도, 이러한 **‘주관적 불면’ 역시 신체적 이상 증상이 나타날 수** 있습니다.

다행히 수면 오인의 경우 객관적 정밀 검사를 통해 자신의 수면 상태에 특별히 문제가 없음을 확인하는 것만으로도 불면 증상이 호전되는 사례가 적지 않습니다.

🛏 수면 상태의 객관적 측정

똑같이 불면을 호소하더라도 실제로는 잠을 자는 ‘주관적 불면’과 실제로 못 자는 ‘객관적 불면’은 별개로 보아야 할 것입니다. “원칙적으로는 두 경우의 치료법이 달라야 마땅하지만, 실제 임상 현장에서는 완전히 똑같은 방식으로 다루어지고 있습니다.

왜냐면 현재의 표준 의료 체계에서 '**수면을 객관적으로 측정하는 것**'에 대한 문턱이 매우 높기 때문입니다." (야나기사와 교수)

현재 수면 상태를 가장 정확하게 조사하는 방법으로는 전문 의료기관에서 실시하는 '**수면다원검사(PSG, Polysomnography)**' 가 대표적입니다. 이는 수면 중 뇌파, 근전도, 안전위도(EOG, Electrooculography), 심전도, 호흡 기류 등을 측정하기 위해 많은 센서를 몸에 부착하고 하룻밤 입원해 진행합니다. 다만, 병

수면다원검사(PSG)

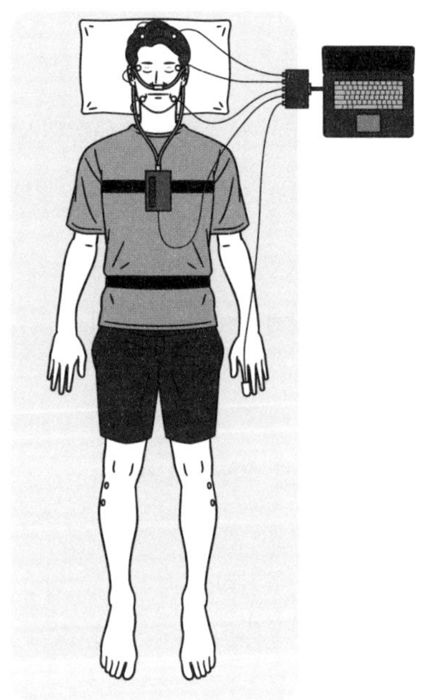

수면다원검사의 모습. 몸에 여러 센서를 부착해 하룻밤에 걸쳐서 수면 상태를 측정한다 (그림: 우치야마 히로타카)

원이라는 낯선 환경에서 수많은 센서를 부착한 채 잠을 자야 하므로, 평소의 수면 패턴과 달라질 가능성이 있습니다.

현재의 수면다원검사는 주로 수면무호흡증의 중증도를 파악하는 등 특정 수면 질환의 확진을 목적으로 하기 때문에 단순 불면증 진단에는 큰 도움이 되지 않을 수 있습니다. 게다가 검사 비용이 수십만 원에 이르고 검사가 가능한 병원도 제한적이라는 한계가 있습니다.

이렇듯 정밀하지만 문턱이 높은 수면다원검사의 대안으로, 최근 야나기사와 교수팀이 개발한 '인솜노그래프' 서비스가 주목받고 있습니다. 덕분에 이제는 일상에서도 훨씬 간편하고 정확하게 수면을 측정할 수 있게 되었습니다.

집에서 자신의 수면 상태를 확인할 수 있는 '인솜노그래프'는 야나기사와 교수가 대표를 맡고 있는 쓰구바대학발 벤처 기업 S'UIMIN이 2021년 출시한 서비스입니다. 현재 일본 전역 450개 이상의 검진 센터와 클리닉에서 건강검진 옵션으로 제공되며, 개인이 직접 온라인으로 신청해 이용할 수도 있습니다.

인솜노그래프는 이마와 양쪽 귀 뒤에 스티커형 일회용 인쇄 전극을 부착해 평소와 다름없는 수면 환경에서 잠을 자면서 뇌파를 측정할 수 있는 서비스입니다.

측정 정밀도는 표준검사인 수면다원검사와 비교해도 손색이 없습니다. AI가 30초 단위로 데이터를 분석해 수면 상태를 5단계(논렘수면(N1, N2, N3) 3단계, 렘수면, 각성)로 자동 평가합니다. 사용법이 간편하고 별도의 입원이 필요 없으므로 3일에서 5일 밤 연속으로 측정하는 것도 가능합니다.

"언제 잠들고 언제 일어났는지, 자는 동안 몇 번이나 깼는지 등 이 장치를 통해 수면 양상을 객관적으로 평가할 수 있습니다. 이를 활용하면 수면 오인뿐만 아니라 수면 부족, 수면무호흡증, 그리고 일주기 리듬 수면각성 장애(생체 시계가 24시간 주기에 동조되지 않아 발생하는 수면 장애), 야간 빈뇨로 인한 중간 각성 등 다양한 수면 문제를 정확히 파악할 수 있습니다." (야나기사와 교수).

2017년에 설립한 S'UIMIN은 인솜노그래프 기술을 기반으로 크게 세 가지 핵심 사업을 전개하고 있습니다. 첫 번째는 '수면 연구 지원' 사업입니다. 영양제 등을 개발하는 식품 기업의 의뢰를 받아 특정 제품이 수면의 질에 미치는 영향을 과학적으로 검증합니다. 두 번째는 독자적인 '헬스케어 사업'으로, 개인의 수면 상태를 정밀 분석해 맞춤형 개선 상담을 제공하거나 잠재적인 수면 문제의 징후를 조기에 발견해 보고합니다. 마지막은 수면의 질 향상을 통해 기업의 '건강 경영'을 지원하는 사업입니다.

"숙면에 효과가 있는 제품과 서비스가 점차 늘어나고, 누구나 자신의 수면 상태를 간편하게 측정해 문제를 조기에 발견할 수 있게 된다면 이는 결국 인류 전체의 건강 증진으로 이어질 것입니다." (야나기사와 교수)

🛏 앱으로 불면증을 치료

수면 상태를 조사하는 기기로는 인솜노그래프 외에 애플이나 핏빗 재팬 등에서 출시한 '스마트워치'가 있습니다.

스마트워치는 손목에 착용한 채 잠들면 기기에 내장된 가속도 센서와 심박수 센서를 통해 수면 시간과 수면의 깊이를 추정합니다.

몸에 착용하는 또 다른 형태의 웨어러블 기기로는 반지형 스마트 기기가 있으며, 잠옷에 달린 센서가 수면 데이터를 스마트폰으로 전송하는 방식도 등장했습니다.

그 외에 침대 옆이나 매트리스 아래에 설치해 수면 양상을 분석하는 제품도 있습니다. 이는 몸의 움직임을 통해 호흡 상태를 파악해 취침·기상 시간을 주정합니다.

이처럼 최첨단 기술을 활용해 수면 상태를 측정하고 개선을 돕는 '슬립 테크' 제품과 서비스가 최근 잇따라 출시되고 있습니다. 그중에서도 가장 접근성이 좋고 편리한 도구는 단연 '스마트폰 앱'일 것입니다.

스마트폰을 머리맡에 두고 자면, 가속도 센서가 침대를 통해 전달되는 미세 진동을 감지하고 사용자의 호흡 상태를 분석해 취침·기상 시각을 추정합니다. 실제 불면증 증상이 있는 일본인 116명을 대상으로 앱의 효과를 조사한 실험 결과도 있습니다. 수면 데이터를 분석해 개인별 맞춤 개선책을 제공한 결과,

4주간 앱을 사용한 그룹은 아무것도 하지 않은 대조군보다 불면증이 확연히 개선된 것으로 나타났습니다.[2]

"기본적으로 이러한 슬립 테크는 신체의 움직임을 기반으로 수면 상태를 추정합니다. 뇌파를 직접 측정하는 방식과는 차이가 있어 수면의 질을 정밀하게 분석하는 데는 한계가 있으나, 취침·기상 시각은 비교적 정확하게 추정할 수 있습니다." (야나기사와 교수)

스마트폰 앱이나 스마트워치를 통해 대략적인 수면 데이터를 파악하는 것만으로도, 자신의 수면 상태를 잘못 인지하고 있다는 사실(수면 오인)을 스스로 깨닫는 소중한 계기가 될 수 있을 것입니다.

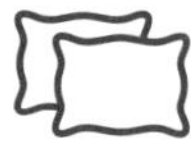

'가위눌림'도
수면 때문일까?

—

일본 도쿄대학교 대학원 이학계 연구과 생물과학전공 교수
하야시 유

🛏 렘수면과 논렘수면의 차이

최근 '렘수면'은 우리에게 꽤 친숙한 단어가 되었습니다. 수면은 크게 렘수면과 논렘수면으로 구분됩니다. 렘수면의 'REM'은 '급속 안구 운동(Rapid Eye Movement)'의 약자로, 눈꺼풀 아래에서 안구가 파르르 빠르게 움직이는 현상에서 유래된 이름입니다.

반면 논렘수면(Non-REM)은 렘수면이 아닌 상태, 즉 안구 운동이 거의 없거나 아주 느린 수면을 말합니다. 논렘수면은 깊이에 따라 N1, N2, N3의 세 단계로 나뉘는데, 그중에서 가장 깊은 잠에 해당하는 N3 단계가 특히 중요합니다. 이때는 느린 뇌파가

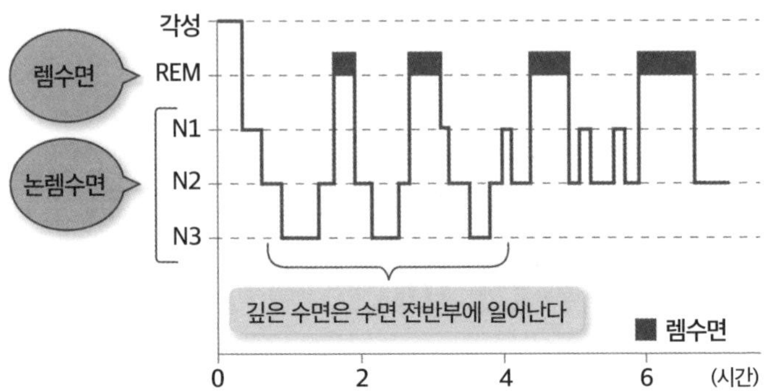

렘수면(REM)과 논렘수면(N1, N2, N3)의 사이클이 아침까지 반복된다

관찰되어 '**서파 수면(slow wave sleep)**'이라고도 불립니다.

이 단계에서 뇌는 대부분 깊은 휴식에 들어가며, 성장 호르몬이 왕성하게 분비되어 손상된 체내 세포가 복구됩니다.

잠이 들면 먼저 깊은 논렘수면이 나타나고 이어서 렘수면이 뒤따릅니다. 보통 90분 전후를 주기로 논렘수면과 렘수면이 한 세트를 이루어 나타나며, 아침까지 이 사이클이 몇 차례 반복됩니다.

건강한 성인의 경우 전체 수면 중 렘수면이 차지하는 비중은 **20% 정도**입니다. 수면 후반부인 새벽에 가까워질수록 논렘수면은 점차 줄어들고 렘수면이 늘어납니다.

결국 수면 시간을 줄였을 때 희생되는 것은 렘수면입니다. 설령 3시간밖에 자지 못하더라도 생존에 필수적인 서파 수면(깊은 수면)은 최우선으로 사수됩니다. 전체 수면 시간이 짧아지면 상대적으로 깊은 수면의 비중은 늘어난다고 볼 수 있지만, '수면은 양보다 질', '푹 자면 짧게 자도 괜찮다'라는 인식은 렘수면을 경시한 잘못된 속설일 수 있습니다.

오랜 기간 렘수면을 연구해 온 일본 도쿄대학교 하야시 유 교수는 "같은 수면이라도 논렘수면과 렘수면은 **뇌의 상태가 완전히 다릅니다**"라고 설명합니다.

"뇌의 상태는 크게 각성, 논렘수면, 렘수면의 세 가지로 나뉩니다. 이 세 상태는 **서로 대등한 관계**에 있습니다. 깨어 있을 때와 잠들었을 때의 뇌 상태가 다르다는 것은 쉽게 짐작할 수 있는데요. 렘수면과 논렘수면 역시 그만큼이나 완전히 다른 상태입니다." (하야시 교수)

🛏 렘수면은 '꿈을 꾸기 위해' 진화된 것

렘수면 중에는 뇌가 활발히 작동하며 이때 주로 꿈을 꿉니다. 과거에는 이러한 활발함 때문에 렘수면을 얕은 수면으로, 논렘수면을 깊은 수면으로 인식하기도 했습니다. 하지만 최근 연구들은 이러한 기존의 인식이 사실과 다르다는 점을 시사하고 있습니다.

렘수면은 결코 얕은 수면이 아닙니다. 어느 정도의 소음에서 잠이 깨는지를 실험해 보면, 렘수면 상태에서는 논렘수면의 1단계

논렘수면과 렘수면의 특징

논렘수면의 특징	**렘수면**의 특징
● 심박수와 호흡이 안정된다(부교감신경 우위) ● '서파'와 같은 특징적인 뇌파가 나타난다 ● 감각 입력 차단 ● 기억 정착 ● 성장 호르몬 분비	● 심박수와 호흡이 불규칙해진다(자율신경 폭풍) ● 안구가 빠르게 움직인다 ● 선명한 꿈을 꾼다 ● 전신 근육이 이완된다 ● 뇌의 모세혈관 혈류가 약 2배 증가한다

두 수면은 특징이 전혀 다르다 (하야시 교수의 자료를 바탕으로 작성)

(N1)보다 오히려 잠이 깊어서 쉽게 깨지 않는 것으로 나타났습니다.

"렘수면과 논렘수면은 단순히 '잠의 깊이'가 다른 것이 아니라, **'질적'으로 완전히 다른 수면**입니다. 논렘수면이 깊이에 따라 3단계로 나뉘는 것과는 달리, 렘수면의 깊이는 논렘수면의 **2단계(N2)와 비슷하거나 그보다 조금 더 깊습니다.** 즉, 전체 논렘수면의 평균보다 깊은 잠이라 할 수 있습니다. 또한 활발하게 작동하는 뇌와 대조적으로, **근육은 완전히 이완되어** 힘이 빠진 상태가 됩니다." (하야시 교수)

이 때문에 렘수면 도중 갑자기 깨어나면 의식은 선명한데 몸은 마음대로 움직이지 않는, 이른바 **'가위눌림'** 현상을 겪기 쉽습니다. 특히 공포스러운 악몽을 꾸다가 갑자기 잠에서 깰 경우가위에 눌릴 확률이 더욱 높아집니다.

꿈속에서 누군가에게 쫓기거나 격렬하게 싸우는 등 역동적인 장면이 펼쳐져도 실제로 몸이 움직이지 않는 이유는 근육이 이완되어 있기 때문입니다. 이는 격렬한 꿈을 꾸어도 안전할 수 있도록 근육이 이완되는 것일지도 모릅니다. 하야시 교수는 "어쩌면 인간이 **꿈을 꿀 수 있도록 렘수면이라는 독특한 상태가 진화한 것일지도 모릅니다**"라고 말합니다.

호흡이나 심박수 등 생존에 필수적인 기능을 조절하는 '**자율신경**'의 작동 방식 역시 렘수면과 논렘수면에서 확연한 차이를 보입니다.

"자율신경계에는 몸이 긴장할 때 활성화되는 **교감신경**과 이완될 때 활성화되는 **부교감신경**, 두 가지가 있습니다. 논렘수면 중에는 부교감신경이 활성화되어 **심장박동과 호흡이 느려집니다**. 반면 렘수면에서는 갑자기 교감신경이 치솟았다가 다시 부교감신경이 우위가 되는 등의 과정이 반복됩니다. 이 때문에 자는 도중에도 **심박수가 급격히 빨라지거나 호흡이 가빠지기도** 합니다." (하야시 교수)

악몽을 꾸다 잠에서 깼을 때 온몸이 땀으로 흠뻑 젖어 있는 경우가 흔히 있는데, 이 역시 렘수면 중 교감신경이 극도로 활성화되었다는 증거입니다. 이처럼 렘수면 단계에서 교감신경과 부교감신경이 격렬하게 교차하는 현상을 학계에서는 '**자율신경 폭풍(Autonomic storm)**'이라 부르기도 합니다.

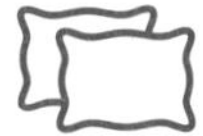

렘수면이 부족하면
치매 위험이 높아질까?

—

일본 도쿄대학교 대학원 이학계 연구과 생물과학전공 교수
하야시 유

앞서 언급했듯이 깊은 논렘수면 중에는 뇌가 휴식하고 성장 호르몬이 분비되어 체내 세포가 복구됩니다.

수면 시간이 극단적으로 짧아지더라도 우리 몸이 서파 수면을 최우선으로 확보하는 만큼 서파 수면이 수면의 핵심이라는 점에는 의심의 여지가 없을 것입니다.

반면 렘수면의 중요성은 상대적으로 덜 알려진 편입니다. 렘수면의 특징인 '꿈'이 중요하다는 심증은 있으나, 그렇다 하더라도 구체적인 이유에 대해서는 여전히 밝혀진 바가 없습니다.

하지만 최근 역학 연구들을 통해 렘수면 역시 생존에 필요한 수면임이 드러나기 시작했습니다. 일례로 평균 연령 76세인 남성 2,675명을 약 12년간 추적 조사한 연구에 따르면 전체 수면 중 렘수면 비중이 15% 미만(정상 범주는 약 20%)으로 떨어질 경우 사망률이 1.2~1.35배 높아지는 것으로 확인되었습니다.[3]

특히 주목할 점은 **치매**와의 상관관계입니다. 치매 중 가장 흔한 **알츠하이머병**은 **아밀로이드 β**(베타)와 같은 비정상 단백질이 뇌에 축적되어 신경세포를 파괴하는 질환입니다. 마우스 실험 결과, 이러한 뇌 속 노폐물인 아밀로이드 β는 수면 중에 뇌 밖으로 배출된다는 사실이 밝혀졌습니다.[4]

한편, 미국에서 60세 이상(평균 67세) 남녀 321명을 약 12년간 추적 조사한 결과, 전체 수면 중 렘수면 비중이 1% 감소할 때마다 치매 발병 위험은 9%씩 높아지는 것으로 나타났습니다.[5]

즉, **렘수면이 부족할수록 치매에 걸릴 위험이 커지고, 수명 또한 단축될 수 있다**는 의미입니다. 실제로 수면 시간이 6시간 이하인 경우 비만, 정신질환, 심혈관질환, 뇌졸중, 당뇨병 등의 유병률이 높다는 사실도 증명되었습니다.[6] 이는 수면 후반부에 집중되는 렘수면이 충분히 확보하지 못하는 것도 주요 원인 중 하나일 가능성을 시사합니다.

🛏 수면 시 혈류량이 2배로 증가

2021년 하야시 유 교수팀은 마우스 실험을 통해, 그동안 베일에 싸여 있던 렘수면의 주요 특징을 새롭게 규명해 냈습니다.

하야시 교수팀은 마우스 두개골에 구멍을 뚫어 대뇌피질 모

렘수면의 큰 특징이 밝혀지다

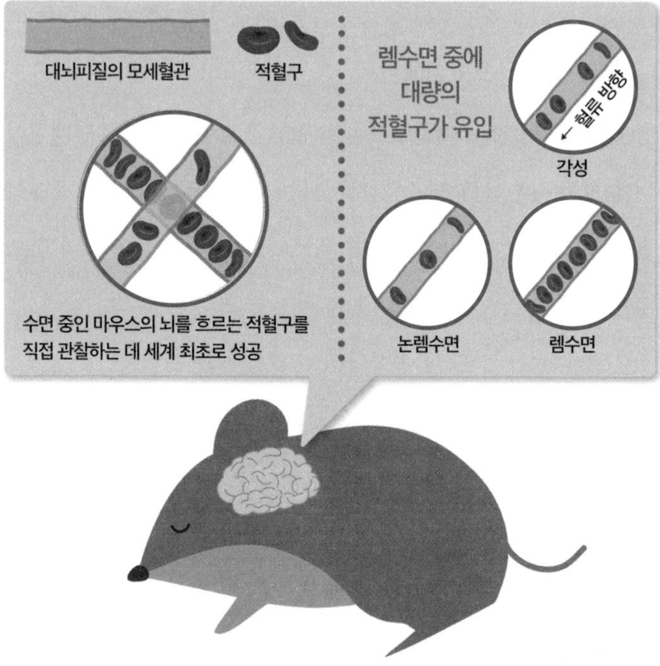

마우스를 이용한 하야시 교수팀의 연구에서, 렘수면 때만 적혈구 수가 평균적으로 2배 가까이 증가했다는 사실이 밝혀졌다 (쓰쿠바대학 보도 자료 도표를 바탕으로 작성)

세혈관을 현미경으로 정밀 관찰했습니다. 그 결과, 트레드밀(벨트식 주행 장치) 위에서 운동할 때와 논렘수면 중일 때 모두 모세혈관을 지나는 적혈구 수가 거의 비슷했습니다. 하지만 오직 렘수면 단계에서만 **적혈구 수가 평균 2배 가까이 급증하는 현상**이 관찰되었습니다.[7]

즉, 렘수면 중에는 깨어 있는 상태로 운동을 할 때 혹은 논렘수면 때보다 대뇌피질 모세혈관의 혈류량이 2배가량 늘어난다는 사실이 확인된 것입니다.

"심박수가 올라가는 운동 중에도 뇌 혈류량은 크게 변하지 않습니다. 뇌 신경세포는 혈액 공급이 조금이라도 끊기면 즉시 손상되므로, 뇌 혈류량은 늘 최대한 일정하게 유지됩니다. 그런데 렘수면 단계에 진입하면 이 혈류량이 평소의 약 2배까지 폭발적으로 증가합니다. 이렇게 혈류가 대폭 늘어나면 **뇌세포에 산소와 영양분이 충분히 공급됨과 동시에 이산화탄소와 쌓여 있던 노폐물도 깨끗이 제거됩니다.** 또한 혈류 증가로 혈관이 팽창하면 주변 조직액의 순환도 원활해질 가능성이 있습니다." (하야시 교수)

뇌 혈류가 원활해지면 실제로 치매 예방 효과를 기대할 수 있을까요?

"아밀로이드 β의 배출이 촉진될 가능성은 매우 큽니다. 다만, 아밀로이드 β의 축적이 알츠하이머의 주요 원인이긴 하지만, 단순히 아밀로이드 β가 쌓였다고 해서 곧바로 치매가 발병하는 것은 아닙니다. 치매 발병의 결정적인 트리거(방아쇠)는 **뇌 신경세포가 계속 파괴되는 것**입니다. 알츠하이머 외에도 레비소체 치매나 혈관성 치매 등 여러 종류의 치매가 존재하지만, 결과적으로 모든 치매에는 신경세포가 죽으면서 증상이 발현된다는 공통점이 있습니다. 이때 뇌 혈류량이 풍부해지면 신경세포의 손상과 사멸이 억제될 가능성이 있습니다." (하야시 교수)

결국, 렘수면을 통해 뇌 혈류량이 급증해 신경세포에 풍부한

산소와 영양분이 공급되고 불필요한 노폐물이 효과적으로 회수되는 과정이 비단 알츠하이머뿐만 아니라 치매 전반의 예방으로 이어지는 것은 아닐까 추측됩니다.

🛏 '비대해진 뇌', 렘수면이 필요한 이유

이 연구에서는 **'아데노신 수용체'**가 결핍된 마우스는 렘수면 중에 뇌 혈류량이 증가하지 않는다는 사실도 확인되었습니다.

아데노신은 졸음을 유발하는 대표적인 뇌 물질로, 우리가 즐겨 마시는 카페인은 바로 이 아데노신의 작용을 차단해 잠을 깨우는 역할을 합니다. 즉, 아데노신은 단순히 잠이 오게 할 것뿐만 아니라 렘수면 단계에서 뇌 혈류를 끌어올리는 작용도 담당하고 있었던 셈입니다.

"렘수면은 치매와의 관련성이 있을 뿐만 아니라, 자폐 스펙트럼 장애 아동에서 렘수면의 양이 상대적으로 적다는 보고도 있습니다. 이는 뇌 발달에도 관여하고 있을 가능성을 시사합니다." (하야시 교수)

모든 동물이 잠을 자지만, 렘수면은 뇌가 고도로 발달한 고등동물에게서만 나타납니다. 뇌파 분석 결과, 포유류와 조류에게서는 명확한 렘수면 패턴이 관찰되었습니다. 어류나 양서류의 렘수면 여부는 아직 명확히 밝혀지지 않았습니다. 다만, 몇 년 전 독일 연구팀이 파충류인 도마뱀에서 렘수면의 원형으로 추정되는 수면 패턴을 발견해 주목을 받기도 했습니다.

무척추동물 중에서는 지능이 높기로 유명한 문어나 오징어 같은 두족류에서 렘수면과 매우 유사한 상태가 관찰된다고 합니다. 수면 중에 뇌가 활발해지고 안구가 격렬하게 움직이는 현상이 나타나는 것이죠.

"어쩌면 이들도 이때 꿈을 꾸고 있을지 모릅니다. 문어나 오징어 같은 두족류는 무척추동물 중 가장 복잡하고 발달한 뇌를 가지고 있습니다. 뇌의 크기가 일정 수준 이상으로 커지면 뇌 구석구석까지 혈액을 보내기 위해 렘수면이라는 특별한 과정이 필요한 것일지도 모릅니다." (하야시 교수)

🛏 양질의 렘수면을 확보하는 방법은?

그렇다면 렘수면을 충분히 취하기 위해 우리는 무엇을 해야 할까요?

"확실한 건 **수면무호흡증**은 반드시 치료해야 한다는 점입니다. 수면 중 무호흡 현상은 특히 렘수면 단계에서 집중적으로 발생하는 경향이 있습니다. 렘수면에 진입할 때마다 호흡이 멈추어 잠에서 깨어나게 되면 결과적으로 렘수면의 비중이 급격히 감소합니다. 건강한 사람의 렘수면은 전체 수면의 약 20%를 차지하지만, 중증 수면무호흡증 환자는 이 수치가 5% 미만까지 떨어지기도 합니다." (하야시 교수)

'수면무호흡증(SAS) 진료 가이드라인 2020'에 따르면 시간당 5회 이상의 무호흡(10초 이상 호흡 정지)이나 저호흡이 나타날 경우 수면무호흡증으로 확진됩니다. 여기서 저호흡이란 공기 흐름이 30% 이상 줄어든 상태가 10초 이상 지속되면서 산소포화도가 3% 이상 저하되는 경우를 말합니다.

시간당 무호흡·저호흡 발생 횟수가 5~15회 미만이면 경증, 15~30회 미만은 중등증, 30회 이상은 중증으로 분류됩니다.

무호흡이나 저호흡 증상이 나타나면 수면의 양과 질이 급격히 저하되어 아무리 오래 자도 피로가 풀리지 않습니다. 이는 낮 동안 심한 졸음으로 이어져 업무 효율을 떨어뜨릴 뿐만 아니라, 장기적으로는 뇌졸중이나 암 발생률을 높인다는 사실도 밝혀졌습니다.

수면무호흡증의 가장 대표적인 치료법은 **지속적 양압기(CPAP,** Continuous Positive Airway Pressure)입니다. 자는 동안 코에 장착한 마스크를 통해 공기를 불어 넣어, 기도가 막히지 않도록 안쪽에서 지지해 주는 원리입니다. 이를 적절히 활용하면 무호흡을 확실하게 예방할 수 있습니다.

하야시 교수는 "양질의 렘수면을 확보하려면 깊은 논렘수면이 꼭 필요합니다"라고 조언합니다. 논렘수면을 건너뛰고 렘수면만 효율적으로 높이는 별도의 방법은 없다고 단언합니다.

"렘수면 단계로 넘어가기 위해서는 깊은 논렘수면이 필수적이기에, 깊은 논렘수면을 취하면 렘수면 또한 충분히 취할 수 있습니다. **자기 전에 알코올이나 카페인**을 섭취하면 논렘수면이 얕아지며, 그 여파로 렘수면 시간까지 줄어들게 됩니다. 낮 동안에는 최대한 활동적으로 지내는 것이 숙면에 도움이 됩니다. 낮잠 자체가 나쁜 것은 아니지만, 길어지면 밤 수면이 얕아지므로 15~20분 이내로 짧게 제한하는 것이 좋습니다."(하야시 교수)

렘수면은 주로 수면 후반부에 많아지는 특성이 있으므로, 전체 수면 시간이 줄면 렘수면부터 줄어들게 됩니다. 이를 고려한다면 최소 6~7시간 정도는 수면을 취하는 것이 좋습니다. 이에 더해 매일 일정한 시간에 일어나 생체 시계를 조절하고, 잠들기 전 스마트폰 사용을 멀리하는 생활 습관을 실천한다면 자연스럽게 양질의 렘수면을 확보할 수 있을 것입니다.

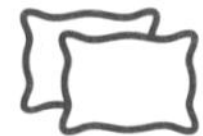

나이가 들면 왜 아침에 일찍 깨게 될까?

—

일본 아키타대학교 대학원 의학계 연구과 정신과학 강좌 교수
미시마 가즈오

🛏 새벽에 잠이 깨버리는 고민

'**노인은 아침잠이 없다**'라는 말은 오래전부터 잘 알려진 사실입니다. 동이 트기도 전에 잠에서 깨어나 좀처럼 다시 잠들지 못하거나, **화장실을 가기 위해 밤새 몇 번씩 깨는 일**이 잦아지면서 아침까지 푹 자는 것이 점점 어려워집니다.

젊은 시절에는 그토록 아침 기상이 힘들었는데, 왜 나이가 들면 이런 변화가 생기는 걸까요? 비단 기상 시간뿐만 아니라 잠이 얕아진 것처럼 느껴지거나 초저녁부터 졸음이 쏟아지는 등 나이가 들면 수면 양상에 변화가 생깁니다.

가능하다면 아침까지 단 한 번도 깨지 않고 푹 잤던 '그때 그

시절'의 깊은 잠을 다시 자고 싶다고 그리워하는 분들도 많을 것입니다.

🛏 나이 들면 중도 각성과 조기 각성이 늘어난다

불면증(수면 장애)에는 잠들기까지 시간이 오래 걸리는 '입면 장애', 밤중에 잠이 깨는 '중도 각성', 필요 이상으로 일찍 깨는 '조기 각성', 충분히 잤음에도 만족스럽지 못한 '숙면 장애' 등 이 있습니다. 노년기에 접어들면 입면 장애가 줄어드는 반면, **중 도 각성과 조기 각성이 점차 늘어납니다.**

젊은 시절에는 바쁜 일상 탓에 늘 수면 부족에 시달리곤 합 니다. 수면 시간을 쪼개어 가며 일을 하다 보면 차츰 늦은 밤까 지 잠들지 못하는 경우도 생깁니다. 하지만 나이가 들면 상황이 완전히 달라집니다. 초저녁부터 졸음이 쏟아지는가 하면, 밤중 에는 몇 번씩 깨거나 이른 새벽에 눈이 떠져 괴로워하는 분들 이 많아집니다.

특히 밤마다 화장실에 가느라 잠이 깨는 것은 당연한 일상이 됩니다. 몇 차례 깨고 나면 아직 밖은 캄캄한데 더는 잠이 오지 않습니다. 그렇다고 일어나기엔 이른 시간이라 침대 위에서 뒤 척이며 괴로워하다가 결국 아침을 맞이하게 됩니다. 실제로 일 본 니혼대학교에서 2,559명을 대상으로 조사한 결과, 연령대가 높을수록 중도 각성 빈도가 높은 것으로 나타났습니다. 주 3회 이상 중도 각성이 있는 사람의 비율을 보면 **40~50대가 12.7%였으나 60세 이상은 21.2%**에 달해 두 배 가까운 수준으로 급증했습니다.[8]

젊은 시절에는 한 번 잠들면 아침까지 단 한 번도 깨지 않고 숙면을 취하는 경우가 많았습니다. 몹시 피곤한 날에는 알람 소리조차 듣지 못하거나, 알람을 끄고 곧바로 다시 잠드는 일도 흔했죠. 그런데 왜 나이가 들면 이토록 수면이 얕아지고 원치 않게 이른 새벽부터 눈이 떠지게 되는 걸까요?

🛏 70대 이후, 평균 수면 시간은 6시간 내외

수면학 전문가인 일본 아키타대학교 대학원 미시마 가즈오 교수는 "피부나 시력과 마찬가지로 수면도 노화에 따라 변하며, 여기에는 몇 가지 이유가 있습니다"라고 설명합니다.

수면의 중요한 역할 중 하나는 낮 동안 쌓인 피로를 풀고 심신을 회복하는 '휴식'입니다. 하지만 나이가 들면 대개 젊은 시절에 비해 낮 동안의 활동량이 줄어들기 마련입니다. 즉, 우리 **몸이 회복에 필요한 수면량 자체가 감소하기 때문에** 자연스레 아침 일찍 눈이 떠지게 되는 것입니다.

노화가 진행됨에 따라 깊은 잠이 줄고 전체 수면 시간도 함께 짧아집니다. 약 3,600명을 대상으로 한 역학 연구에 따르면 평균 수면 시간은 25세에 7시간, 40세에 6시간 반, 65세에 6시간,

80세는 5시간 반까지 줄어드는 것으로 나타났습니다.[9] "매일 8시간씩 잘 수 있는 시기는 중학생 때까지가 정점이며, **70대 이후에는 애를 써도 실제 수면 시간은 6시간 내외**에 머물게 됩니다."(미시마 교수)

🛏 아침 햇살이 기상 시간을 앞당기는 이유

인간의 생체 시계가 실제 1일 시간의 24시간보다 조금 더 길게 설정되어 있다는 점은 잘 알려진 사실입니다. 과거에는 그 주기를 약 25시간으로 추정하기도 했으나, 실제로는 그렇게 길지 않습니다. 미시마 교수가 일본 국립 정신·신경 의료 연구센터 재직 당시 수행한 연구에 따르면 생체 시계의 평균 주기는 **24시간 10분**인 것으로 확인되었습니다.[10]

주기가 24시간보다 길기 때문에 그대로 두면 취침과 기상 시각이 매일 조금씩 뒤로 밀리게 됩니다. 이 오차를 재설정해주는 것이 바로 태양광입니다. 오전 중에 아침 햇살이 눈을 통해 들어오면 생체 시계가 재설정되면서 시간이 뒤로 밀리는 것을 막아줍니다.

흔히 일찍 자고 일찍 일어나는 아침형 인간이 되려면 '일어나자마자 아침 햇볕을 쬐라'라고 말하는 이유도 이 때문입니다. 생체 리듬은 어느 정도 타고나지만, 빛을 적절히 활용하면 선천적인 저녁형 인간도 아침형 생활에 충분히 적응할 수 있습니다.

하지만 **고령자의 경우, 이 '아침 햇살'이 오히려 생체 시계를 지나치게 앞당겨 과도한 아침형으로 바꾸어**버립니다. 이른 새벽부터 아침 햇살을 받는 날이 반복되면 초저녁부터 심한 졸음을 느끼게 되는 것이죠.

밤늦게까지 노출되는 실내조명이나 TV, 스마트폰의 빛은 아침 햇살과는 반대로 생체 시계를 뒤로 늦추는 역할을 합니다. 하지만 졸음을 이기지 못해 일찍 잠자리에 들면 야간 빛을 접할 기회가 사라집니다. 그 여파로 다음 날 더 일찍 눈이 떠져 아침 햇살을 받는 시각도 앞당겨집니다. 이렇게 생체 시계는 점점 더 이른 아침형으로 진행됩니다.

"젊은 층은 밤늦게까지 컴퓨터나 스마트폰의 빛에 노출되어 생체 시계가 자꾸 뒤로 밀립니다. 그 결과 저녁형 인간이 되기 쉽고 아침 기상이 유독 힘들어집니다. 늦잠을 자느라 아침 햇살마저 놓치면 더더욱 저녁형으로 굳어지겠죠. 반면 고령자들은 이와 정반대의 패턴으로 아침형이 과도하게 가속화되는 것입니다." (미시마 교수)

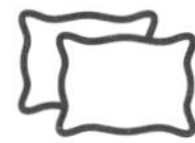

잠을 얕게 느끼는 이유는 무엇일까?

—

일본 아키타대학교 대학원 의학계 연구과 정신과학 강좌 교수
미시마 가즈오

🛏 야간의 '심부 체온'이 떨어지는 방식과 관련

"예전보다 잠이 얕아진 것 같다."

나이가 들면 이런 고민을 하는 분들이 늘어납니다. 왜 잠을 얕게 느끼게 되는 걸까요? '생체 시계'로 인간이 어떤 메커니즘에 따라 졸음을 느끼게 되는지 살펴보겠습니다.

취침 시각 약 2시간 전이 되면, 먼저 뇌의 송과체에서 '멜라토닌'이라는 졸음을 유도하는 호르몬이 분비되기 시작합니다. 그러면 뇌의 각성도가 떨어지면서 졸음을 느끼게 되고, 맥박과 호흡을 조절하는 자율신경이 부교감신경 우위가 되면서 휴식 모드로 들어갑니다.

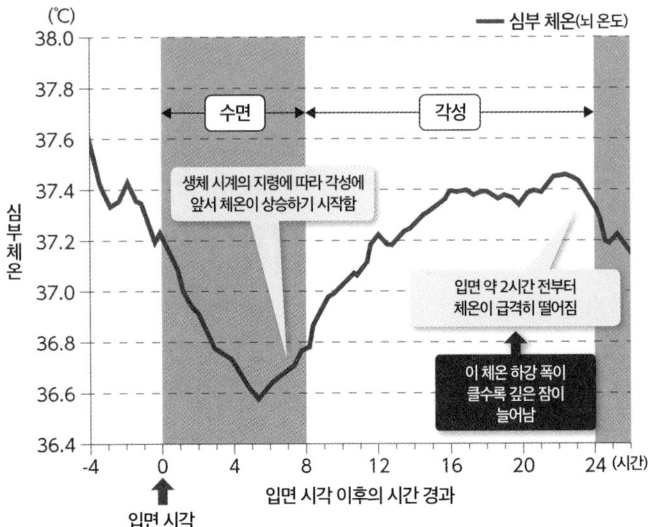

미시마 교수의 저서 『이제껏 경험하지 못했을 만큼 머리가 맑아진다! 수면과 각성 최강의 습관』(국내 미발간)의 도표를 바탕으로 제작했다

이어서 손과 발끝에서 체내의 열이 빠져나가는 '**열 방산**'이라는 현상이 일어납니다. 졸음이 오면 손발이 따뜻해지는 것은 이 때문이며, '**심부 체온**'(뇌와 내장 등의 몸 내부의 온도)은 낮아지게 됩니다.

"뇌 온도는 늦은 오후부터 잠들기 약 5시간~2시간 전쯤에 가장 높아졌다가 취침 2시간 전쯤에 확 떨어집니다. 심부 체온을 그래프로 나타내면 이 하락 폭이 클수록 깊은 수면이 증가한다는 사실을 알 수 있습니다." (미시마 교수)

여기에 바로 노인들 수면이 얕아지는 이유가 있습니다. 나이가 들면 자율신경의 기능이 저하되기 때문에 취침 전의 열 방출이 원활하게 이루어지지 않게 됩니다.

"낮 동안의 체온은 젊은 사람이나 고령자나 큰 차이가 없는데, **야간 체온의 하락 폭은 고령자가 더 적습니다.** 뇌 온도가 높으면 깊은 논렘수면이 나오기 어렵습니다"라고 미시마 교수는 설명합니다.

'서파 수면'이라 불리는 가장 깊은 논렘수면은 수면 전반부에 집중적으로 나타납니다. **고령자는 이 서파 수면이 적어집니다.** 반면, 수면 후반부에 나타나는 얕은 논렘수면은 젊은 사람이나 고령자나 큰 차이가 없습니다.

🛏 작은 자극에도 금방 잠이 깬다

게다가 잠의 깊이가 같더라도 고령자는 미세한 자극에 더 쉽게 잠에서 깬다고 합니다.

"가령 같은 깊이의 잠을 잔다고 해도 젊은 사람이라면 계속 잘 수 있을 정도의 **가벼운 요의(尿意)나 작은 소음**에도 고령자는 눈을 뜨게 됩니다. 이는 나이가 들어감에 따라 잠에서 깨는 기준점인 **'각성 문턱값'**이 낮아지기 때문입니다." (미시마 교수)

소리, 빛, 통증 등의 자극은 뇌의 시상에서 대뇌피질로 전달되는데, 수면 중에는 이 자극이 뇌로 올라가지 않도록 필터로

걸러집니다. 나이가 들면 이 필터 기능이 떨어져 자극이 대뇌피질에 도달하기 쉬워지면서 잠이 깨는 게 아닌가 추측됩니다.

이러한 여러 이유 때문에 나이가 들면 깊은 수면이 어려워지고 자극에 대해서도 쉽게 깨버리게 됩니다. 그 결과 자다가 중간에 깨는 중도 각성이나 새벽에 잠이 깨는 조기 각성으로 고민하게 되는 것입니다.

🛏 낮잠 때문에 잠 못 드는 밤

깊은 수면이 줄어드는 이유 중 하나로 생활방식의 변화도 꼽을 수 있습니다. 나이가 들면 낮에 쉬이 졸리면서 낮잠을 자는 경우가 많아집니다. 20분 정도로 짧은 낮잠은 뇌의 피로를 푸는 데 도움이 되지만 **긴 낮잠**은 졸음이 해소되어 버려 밤에 깊은 잠을 못 자게 됩니다.

저녁 반주 습관이 수면의 질을 떨어뜨리는 경우도 많습니다. 이른 시간부터 술을 마시고 밤 9시쯤 잠이 들었다가 밤 12시 전쯤에 깨어나 침대로 이동한 뒤 다시 잠을 청하는 식입니다. 하지만 이 경우 새벽에 눈이 떠지는 건 어찌 보면 당연한 결과입니다.

"알코올을 마시면 확실히 쉽게 잠들 수 있지만 서파 수면이 줄어들어 수면의 질이 떨어지는 것으로 밝혀졌습니다"라며 미시마 교수는 주의를 당부합니다.

참고로 미시마 교수에 따르면 반주 자체는 술의 양만 주의하면 큰 문제는 없다고 합니다. 그러나 잠이 안 와서 마시는 이른바 '**잠술(취침 전 음주)**'은 좋지 않다고 지적합니다. 점차 술의 양이 늘어나 알코올 중독에 빠질 위험이 커지기 때문입니다.

🛏 질병으로 자꾸 잠에서 깬다면 치료부터

중도 각성이나 조기 각성은 **수면무호흡증이나 우울증** 등이 원인이 되어 발생하기도 합니다. 과민성 방광 등 비뇨기과 질환으로 인한 야간 빈뇨 때문에 밤중에 화장실 가는 횟수가 늘어나기도 합니다. 이런 경우는 해당 질환을 먼저 치료하는 것이 우선입니다.

그 밖에 고령자에게서 흔히 나타나는 증상으로 치매로 인해 생활 리듬이 불규칙해지면서 밤낮이 뒤바뀌는 현상이 있습니다.

"특히 알츠하이머 치매는 낮 동안에 깨어 있는 능력이 떨어지는 것으로 알려져 있습니다. 히스타민이나 노르아드레날린과 같은 각성 호르몬이 제대로 만들어지지 않게 되면서 낮 동안 졸음이 심해지고 밤에 자는 수면의 질은 떨어집니다. 그 결과 낮에는 꾸벅꾸벅 졸고 밤에는 잠이 오지 않아 배회하는 등의 증상이 나타나게 됩니다." (미시마 교수)

나이가 들면 필요 수면 시간이 짧아진다는 사실을 잊지 말아야 합니다. 미시마 교수 또한 "60대 나이에 매일 7시간 자는 건

거의 불가능에 가깝습니다. 6시간에서 6시간 반 정도만 자도 아주 훌륭합니다. 밤 9시나 10시에 잠자리에 들면 아무리 애를 써도 당연히 새벽녘에 눈이 떠질 수밖에 없겠죠. 이렇게 일찍 잠자리에 드는 건 전기 조명이 없던 우리 조상님들 시절에나 통하던 이야기입니다"라고 말합니다.

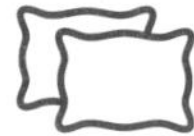

우리는
왜 '꿈'을 꾸는가?

—

일본 홋카이도대학교 대학원 이학연구원 조교수

츠네마츠 도모미

🛏 꿈은 주로 렘수면 때 꾼다

꿈은 참 신기합니다. 지금까지 자신이 만났던 실존 인물이 등장하는 경우가 많지만, 현실에서는 생각할 수도 없는 일이 벌어지기도 하고, 말도 안 되는 행동을 하기도 합니다. 때로는 하늘을 날기도 하고 기이한 괴물과 마주치기도 합니다.

수면은 크게 '렘수면'과 '논렘수면'으로 나뉘는데, **기상천외한 꿈은 대부분 렘수면 중에 꾼다**는 사실이 밝혀져 있습니다. 비록 렘 '수면'이라는 이름이 붙어 있긴 하지만 실은 이때의 신경 활동은 깨어 있을 때와 별반 다르지 않다고 합니다. 대뇌는 활발하게 작동하며 꿈을 꾸지만, 근육은 완전히 이완된 상태이므로 꿈속에서 달리거나 하늘을 날아도 몸이 실제로 움직여지는 일은 없습니다.

일본 도쿄대학교 대학원 이학계 연구과 하야시 유 교수는 "어쩌면 꿈을 꾸기 위해 렘수면이 생겨난 것일지도 모릅니다"라고 말합니다. 하야시 교수팀의 마우스 실험 결과 렘수면 시에는 깨어서 활동할 때보다 대뇌피질 모세혈관의 혈류량이 평균 2배 가까이 증가하는 것으로 확인되었습니다.[11] 이 결과로 볼 때 렘수면을 충분히 취함으로써 **치매 예방 효과**도 기대할 수 있을 것으로 생각됩니다.

그렇다면 수면 중에 일부러 뇌를 활동시켜 가면서까지 '꿈을 꾸는 것'은 과연 어떤 이점이 있을까요? 최근 꿈에 관한 연구에 도전하고 있는 일본 홋카이도대학교 대학원 이학연구원 생물과학 부문 행동신경생물학 부문의 츠네마츠 도모미 조교수는 다음과 같이 이야기합니다.

"왜 꿈을 꾸는가는 아주 오래전부터 많은 사람이 고민해 온 질문입니다. 과거에는 1900년 심리학자 지그문트 프로이트가 『꿈의 해석』이라는 책에서, 꿈은 **그 사람의 억압된 욕망**이라고 말하기도 했습니다. 그런데 사실은 지금도 여전히 알려진 게 별로 없습니다. 신경과학의 연구는 대부분 마우스를 이용해 신경 메커니즘을 연구하는 경우가 많은데, 마우스는 사람과 달리 어떤 꿈을 꾸었는지 대답해주지 않으니까요. 이게 바로 꿈에 관한 연구가 좀처럼 진척되지 못하는 이유입니다." (츠네마츠 조교수)

🛏 PGO파에 의해 잠자는 동안 사물이 '보인다'

꿈을 꾸는 신경 메커니즘이 완전히 규명된 것은 아니지만 몇 가지 유력한 가설이 있습니다. 그중에서도 가장 유명한 것은 약 50년 전 1977년 앨런 홉슨과 로버트 맥칼리가 제안한 '**활성화-합성 가설**(Activation-Synthesis Hypothesis)'입니다. 츠네마츠 조교수는 "활성화-합성 가설은 현재까지도 매우 유력한 가설"이라고 설명합니다.

"꿈이란 그 사람의 기억 정보를 바탕으로 만들어집니다. 렘수면 중 뇌 내부에서 어떠한 자극이 일어나 대뇌피질과 해마를 활성화하고, 이 과정에서 잠들어 있던 기억과 감정이 무작위로 합성되어 꿈으로 나타난다는 것이죠. 무작위이기 때문에 꿈의 내용이 기상천외해진다는 설명입니다." (츠네마츠 조교수)

그렇다면 맨 처음에 대뇌피질과 해마를 활성화하는 자극은 무엇일까요? 그것은 '**PGO파**'라 불리는 뇌파라고 추측되고 있습니다. PGO파는 뇌의 '교뇌(Pons)' 부분에서 발생하며, '외측슬상체(Lateral Geniculate nucleus)'를 거쳐 시각 피질이 있는 '후두엽(Occipital cortex)'으로 전달됩니다. 각 부위의 알파벳 머리글자를 따서 PGO파라 불리며, 렘수면 중 1초에 1회 정도의 빈도로 발생한다고 합니다.

"이 PGO파의 경로가 시각 정보의 전달 경로와 매우 닮았습니다." (츠네마츠 조교수)

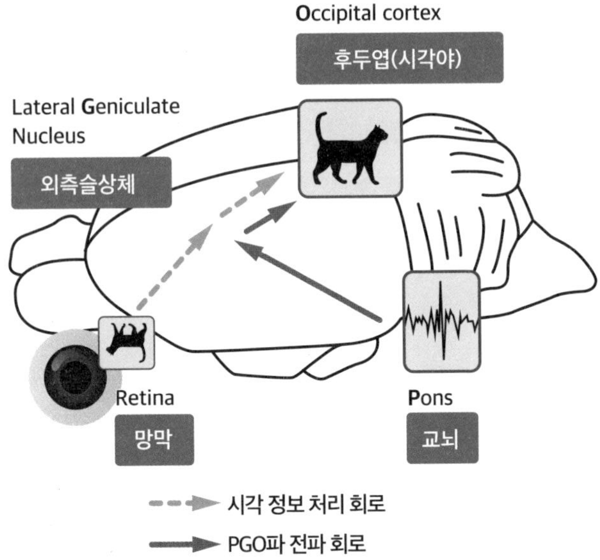

깨어 있을 때 망막을 통해 들어온 시각 정보가 전달되는 경로와 렘수면 시 PGO파가 전달되는 경로는 매우 유사하다 (그림: 츠네마츠 조교수의 자료를 바탕으로 작성)

눈으로 들어온 시각 정보는 눈의 망막에서 뇌로 들어가며 외측슬상체를 거쳐 후두엽의 시각야에 도달하는데, 여기서 뇌 속에 영상을 떠오르게 만듭니다. 교뇌에서 발생한 PGO파 또한 뇌 속의 기억이나 감정을 끄집어내면서 후두엽의 시각야에 도달하기 때문에 눈을 감고 있어도 '꿈이라는 영상'을 보게 되는 것이라는 것입니다.

PGO파는 맨 처음 고양이에게서 발견되었으며 이후 인간과 개에서도 확인되었습니다. 몇 년 전에는 츠네마츠 조교수가 잠

자고 있는 마우스에서도 발견했습니다.[12]

"물론 이런 사실만 가지고 단언할 수는 없지만, 포유류는 모두 꿈을 꾸고 있을 가능성이 크다는 게 제 생각입니다. 참고로 선천적 시각 장애인은 촉각이나 청각 등 시각을 제외한 다른 오감으로 꿈을 꾼다고 합니다. 그런 점으로 봐도 꿈에는 뭔가 큰 메시지가 담겨 있는 게 아닌가 싶습니다." (츠네마츠 조교수)

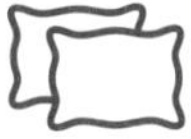

악몽에도
의미가 있을까?

—

일본 홋카이도대학교 대학원 이학연구원 조교수
츠네마츠 도모미

🛏 꿈에 '과거의 기억'이 필요한 이유

렘수면과 꿈 사이에 깊은 연관이 있는 것은 분명하지만, 렘수면을 조절하는 신경 회로와 꿈을 조절하는 신경 회로는 별개인 것으로 생각됩니다. 츠네마츠 조교수는 "뇌에 장애가 생겨 꿈을 못 꾸게 된 사람도 렘수면은 나타나기 때문에 서로 다른 신경 회로가 작동해 렘수면 중에 꿈을 꾸는 것일 것"이라고 설명합니다.

그렇다면 수면 중에 꿈을 꿈으로써 과거의 기억을 회상시키는 이유는 무엇일까요? 예상되는 이유 중 하나는 **'기억의 정리'**(정보의 취사선택)입니다.

"DNA 이중나선 구조를 발견한 것으로 유명한 프랜시스 크릭도 꿈에 관심이 많았는데요. 그는 PGO파가 불필요한 기억 정보를 삭제한다는 '학습 해소 이론(Unlearning Theory)'을 주장했습니다." (츠네마츠 조교수)

실제로 일상생활에서 보고 들은 모든 것을 전부 기억할 필요는 없으며, 오히려 모든 것을 기억하면 부작용도 생길 것입니다. 불쾌한 일, 사소한 일, 의미 없는 일들은 빨리 잊어버려야 하겠죠. 한편, 수면으로 기억이 고착된다는 말도 있습니다. 취사선택을 거친 필요 정보가 기억으로 고착되기 위해서는 수면이 꼭 필요하므로, 시험 전날 밤을 새워 공부하는 '벼락치기'는 좋지 않습니다.

PGO파 외에 꿈에는 **도파민**이라는 신경전달물질도 관련되어 있을 것으로 생각됩니다.

"노르아드레날린이나 세로토닌 같은 신경전달물질이 수면에 중요하다는 사실은 이미 알려져 있었지만, 도파민이 수면과 어떤 연관성이 있는지는 잘 알려지지 않았습니다. 그런데 최근 일본 교토대학교 대학원 약학연구과 하세가와 에미 부교수팀의 연구 결과, 뇌의 편도체에서 도파민 농도가 일시적으로 상승하면 렘수면이 시작된다는 사실이 발견되었습니다.[13]" (츠네마츠 조교수)

편도체에는 지금까지 경험했던 **'공포의 기억'**이 축적되어 있다고 합니다. 참고로 테스토스테론(주요 남성 호르몬)에는 이를 제

어하는 작용이 있으므로, 테스토스테론 분비가 줄어들면 불안
이 강해지고 우울증에 취약해집니다.[14] 테스토스테론 분비 저
하에 따른 남성 갱년기 증상 중에 우울감이 나타나는 것은 바
로 이 때문입니다.

편도체에서의 도파민 농도 상승이 '공포의 기억'에 어떤 식으
로 작용하는지는 아직 밝혀지지 않았지만, 이에 따라 렘수면이
시작된다는 것은 꿈과의 연관성이 강하게 시사됩니다. 한편, 도
파민과 유사한 작용을 하는 효능제(agonist)나 도파민의 기능을
억제하는 길항제(antagonist)를 사용하면 악몽이 잦아진다는
보고도 있습니다.

🛏 예술 작품과 과학 발전에도 기여

"아시다시피 꿈은 창의성과도 깊은 관련이 있습니다"라고 츠네
마츠 조교수는 말합니다.

이해하기 쉬운 꿈의 효용성으로, 때때로 예술 작품이 탄생하
는 경우를 들 수 있습니다. 화가 살바도르 달리는 자신이 꾼 꿈
을 자주 그림으로 그렸고, 나쓰메 소세키의 연작 단편집『열흘
밤의 꿈』역시 꾸었던 꿈을 들려주는 형식을 취하고 있습니다.

예술과 꿈의 궁합이 좋다는 건 쉽게 이해가 되지만, 비단 예
술가만 꿈의 은혜를 입는 것은 아닙니다. 노벨 생리의학상을 받
은 오토 뢰비는 어느 날 밤 '개구리 심장을 이용한 실험 방법'

을 꿈에서 보고, 신경세포에 정보를 전달하는 물질(아세틸콜린)을 발견했다고 합니다. 이만큼 거창하지는 않더라도 꿈을 통해 업무 아이디어를 얻는 이들이 적지는 않을 것입니다.

얼핏 아무 소득도 없을 것 같은 '악몽'조차 어떤 의미가 있다고 설명하는 '위협 시뮬레이션 가설'도 있습니다. 공포스러운 상황을 꿈속에서 미리 시뮬레이션해 봄으로써 현실에서 그 일이 실제로 일어났을 때를 대비한다는 것입니다. 다만, 무서운 꿈은 현실과 거리가 먼 기상천외한 내용이 많아서 "의미가 있으려면 내용이 좀 더 현실적이어야 하지 않느냐는 부정적인 견해도 있습니다"라고 츠네마츠 조교수는 덧붙였습니다.

이처럼 꿈의 의미와 메커니즘에 대해서는 많은 가설이 존재하지만, 확실히 입증된 것은 거의 없습니다. 수면 중에서도 꿈은 여전히 수수께끼로 가득 찬 영역입니다.

렘수면이 있는 포유류는 모두 꿈을 꿀 거라 여겨지지만, 이 역시 과학적으로 확인된 것은 아닙니다. 앞서 언급했듯이 동물은 '꿈을 꾸었는지 얘기할 수 없기' 때문입니다.

하지만 마우스의 뇌신경 활동을 통해 꿈을 연구할 수 있게 된다면 앞으로 다양한 사실들이 밝혀질 것입니다. 신경과학 분야에서는 특정 유전자를 결손시킨 마우스를 이용해 해당 유전자가 어떤 기능을 담당하는지 조사할 수 있습니다. 또 마우스를 이용하면 조사(照射)하는 빛의 색에 따라 신경세포를 활성화하거나 억제하는 '광유전학(Optogenetics)' 기술도 활용할 수 있습니다.

"꿈 연구는 이제 막 시작된 단계입니다. 이 연구를 통해 세상을 바꾸어보고 싶어요"라며 츠네마츠 조교수는 미소 지으며 말했습니다.

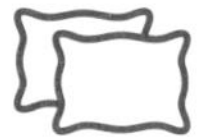

고령자의 인지 기능은 '저녁형'이 더 좋다?

—

의료법인 GSGL회 후쿠오카 우라소에 클리닉 이사장·원장
야마구치 유지

🛏 '일찍 자고 일찍 일어나기'가 꼭 좋은 것만은 아니다

일반적으로 '일찍 자고 일찍 일어나는 것'이 건강에 좋다고들 생각합니다. 아침 일찍 저절로 눈이 뜨이면 기분도 상쾌합니다. 그런데 최근 영국에서 고령자를 대상으로 진행된 연구에 따르면 '저녁형' 고령자가 '아침형' 고령자보다 인지 기능이 높다는 의외의 결과가 나왔습니다. 일본 후쿠오카 우라소에 클리닉 야마구치 유지 원장은 다음과 같이 말합니다.

"어린이는 일찍 자고 일찍 일어나는 경우가 학교 성적이 더 우수하다고 보고된 바 있습니다. 하지만 영국에서 고령자를 대상으로 진행된 연구[15]에 따르면 **고령자는 아침형보다 저녁형인**

사람이 인지 기능이 더 좋은 것으로 밝혀졌습니다."

이 연구는 53~86세의 2만 6,820명을 대상으로 진행되었습니다. 추론 능력이나 반응속도 같은 몇 가지 인지 기능을 조사하는 검사를 수행하고, 그 결과를 수면 시간과 취침 시간대별로 비교했습니다. 수면 시간으로 볼 때 가장 점수가 높았던 그룹은 7~9시간 잠을 자는 사람들로, 수면 시간이 너무 짧거나 너무 길어도 점수가 떨어지는 결과로 나타났습니다. 이는 충분히 이해할 수 있는 결과입니다.

그런데 취침 시간대에 따라 '아침형', '중간형', '저녁형'(각각 주관적 신고)의 세 그룹으로 나누어 조사해 본 결과, 일찍 자고 일찍 일어나는 '아침형'인 사람이 '저녁형'인 사람보다 명백하게 인지 기능 점수가 낮다는 사실이 확인되었습니다.

🛏 나이가 들면 수면 시간이 짧아진다

일찍 자고 일찍 일어나는 습관의 건강상 단점을 생각해 보면, 예를 들어 저녁 식사부터 취침까지의 시간 간격이 짧아진다는 점을 들 수 있습니다. 식후에는 위장이 활발하게 움직이고 심부 체온이 높아집니다. 심부 체온이 높은 상태로 잠이 들면 수면이 얕아지고 자다가 깨는 '중도 각성'이 잘 일어납니다.

실제로 너무 이른 시간에 잠이 깨버리는 조기 각성으로 힘들어하는 고령자들이 많습니다. 아침 일찍 일어나는 게 상쾌하다는 것도 정도의 차이가 있어서, 아직 깜깜한 새벽녘에 눈이 떠지면 오히려 불쾌함을 느끼는 사람도 있습니다.

일찍 자고 일찍 일어나게 되는 원인 중 하나는 '8시간 정도는 자야 한다'라는 생각에 너무 일찍 잠자리에 드는 것입니다. 나이가 들면 쉽게 피로하기도 하고 굳이 늦게까지 깨어 있을 필요도 없으므로 밤이 되면 서둘러 이부자리로 들어갑니다. 하지만 고령이 되면 젊을 때처럼 오랜 시간 잠을 자는 게 어렵습니다. 나이가 들수록 낮 동안의 활동량과 기초 대사량이 떨어지기 때문에 젊은 시절보다 필요 수면 시간 자체가 짧아집니다.

일찍부터 이부자리에 들어가는 고령자 중에는 '깨어 있어봤자 딱히 할 일도 없어서'라고 말하는 사람이 적지 않습니다. 독서나 영화 감상, 혹은 바둑이나 어학 공부처럼 저녁 식사 후에 즐길 수 있는 취미를 만드는 것도 일찍 잠드는 것을 방지하는 데에 효과적일 것입니다.

"앞선 연구에서 **저녁형의 인지 기능이 높았던 요인 중 하나는, 저녁형 고령자들은 밤에 몰두할 수 있는 지적인 취미를 가지고 있어 아침형 사람들보다 뇌를 더 많이 사용하기 때문일 수도 있습니다.** 딱히 그런 취미가 없더라도 일찍 잠드는 것을 피하고 싶다면 TV를 보는 것도 나쁘지 않다고 봅니다." (야마구치 원장)

제2장

'수면과 인체'의 신기한 관계

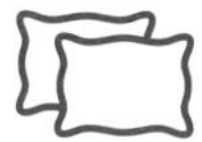

뇌는 수면 시에 활성화되어 기억을 정착시킨다

일본 도쿄대학교 대학원 의학계 연구과 시스템 약리학 교실 교수
우에다 히로키

🛏 시험관 속에서 '잠자는' 뇌 신경세포

30대라는 젊은 나이에 일본 도쿄대학교 대학원 의학계연구과 교수로 임용되어 학계를 선도하고 있는 최고 권위자 우에다 히로키 교수는 자신의 저서 『뇌는 잠을 통해 대진화한다』(국내 미발간)에서 최근 급속도로 발전한 수면 연구의 발자취를 되돌아보며 최신 연구를 통해 어떤 사실들이 밝혀졌는지 설명합니다.

그중에 괄목할 만한 발견이 있습니다. 지금까지 수면이라고 하면 심신이 쉬는 시간이며, 각성이 '동(動)'이라면 수면은 '정(静)'이라고들 생각해왔습니다. 그런데 사실 수면은 단순한 휴식이 아니었다는 것입니다.

"예전부터 뇌는 깨어 있을 때 활발하고 수면 중에는 멈춘 상태로 여겨져 왔는데, 사실은 그렇지 않습니다. 오히려 **뇌는 각성 시보다 수면 시에 더 활발하게 작동하고 있을** 가능성이 있는 것으로 밝혀졌습니다"라고 우에다 교수는 말합니다.

이러한 발견의 배경에는 시험관 안에서 뇌 신경세포(뉴런)를 배양하고 관찰할 수 있게 된 실험 기법의 발전이 있었습니다.

2012년 로잔대학교(스위스)의 메디 타프티 교수는 마우스에서 대뇌피질을 적출해 그 세포를 시험관 안에서 배양했습니다. 이윽고 신경세포끼리 서로 연결되기 시작하고, 때때로 수면과 유사한 뇌파 패턴을 보이기 시작했습니다. 뇌 신경세포는 육체에서 분리된 시험관 속에서도 '잠을 자는' 것입니다.

여기에 아드레날린, 도파민, 히스타민, 아세틸콜린처럼 각성 시 분비되는 신경전달물질을 첨가하면 신경세포는 '깨어나서' 원래 상태로 돌아갑니다.

"대뇌피질의 신경세포는 단독으로도 잠을 자며, 시험관 안에서 자고 깨기를 반복합니다. 이는 기본적 특징입니다. 이러한 사실은 생체 내에서 관찰된, 뇌의 일부만 잠드는 '로컬 슬립(Local Sleep)'이라는 현상을 통해서도 어느 정도 예측되었던 부분입니다." (우에다 교수)

우에다 교수팀이 본격적으로 배양 신경세포 연구를 시작한 것은 2020년부터입니다.

🛏 기억을 정착시키려면 수면 시간을 줄이면 안 된다

뇌 신경세포가 전기신호를 내는 것을 '발화(發火)'라고 합니다. 발화해서 다른 신경세포에 전기신호가 송출되면 정보가 전달됩니다. 두 개의 신경세포가 동시에 또는 거의 동시에 발화하면, 그 사이의 연결 고리(시냅스)가 강화됩니다. 이 연결이 강해진다는 것은 정보가 뇌에 정착하고 기억이 확실하게 저장됨을 의미합니다.

우에다 교수팀은 수면 시와 각성 시에 신경세포의 발화 양상이 어떻게 변하는지 조사했습니다.

"평균 발화 수치를 보면 예상대로 각성 시가 더 높았는데, 자세히 조사해보니 최대치는 수면 때가 더 높았습니다. 최대치가 높을수록 신경세포의 연결은 강해집니다. 즉, 신경세포는 잠을 잘 때가 학습(기억) 효율이 더 좋다는 뜻입니다. **깨어 있을 때 잊어버리기 쉽고, 잠자고 있을 때 기억이 더 잘 된다**는 사실이 밝혀진 것이죠."(우에다 교수)

수면에는 기억을 정착시키는 작용이 있습니다. 따라서 수면 시간을 줄여가면서까지 시험공부를 하는 것은 오히려 비효율적이라는 사실은 이미 잘 알려져 있었습니다. 이 오랜 통념이 이번 연구를 통해 과학적으로 증명되었다고 할 수 있습니다.

잠을 자는 동안에도 뇌 신경세포는 열심히 일하고 있습니다. 뇌에 있어 수면은 단순한 휴식이 아니라 낮에 입력된 정보를 기억으로 정착시키기 위한 중요한 시간이었던 셈입니다.

🛏 렘수면의 가치

수면에는 논렘수면과 렘수면이 있으며 약 90분 주기로 이것이 반복됩니다. 앞서 언급된 기억 정착에 관한 내용은 논렘수면에 관한 것입니다.

렘수면은 전체 수면의 약 20%를 차지하며 수면 후반부에 많이 나타납니다. 렘수면 중에는 꿈을 꾸는 일이 많은데, 동물 실험 결과 렘수면 시 대뇌피질의 혈류량은 논렘수면이나 각성 시보다 2배 가까이 증가하는 것으로 확인되었습니다.[1]

2018년 우에다 교수팀은 이러한 렘수면에 필수적인 유전자를 발견했습니다.[2]

"아세틸콜린 수용체 중, 다섯 종류 있는 무스카린 형의 1번과 3번 유전자를 비활성화(knock out)시키자 전체 수면량이 대폭 줄어듦과 동시에 렘수면이 사라진다는 사실이 밝혀졌습니다. 즉, 이것이 렘수면의 필수 유전자입니다." (우에다 교수)

최근 몇 년간 수면 의학계에서는 렘수면에 관한 관심이 높아지고 있습니다. **렘수면은 과거에 인식되었던 단순히 '얕은 잠'이 아니라 생존에 꼭 필요한 잠**이라는 사실이 밝혀지고 있습니다. 하지만 왜 논렘수면과 렘수면이 반복되는지, 왜 대뇌피질의 혈류량이 증가하는지 등 여전히 풀리지 않은 수수께끼가 많이 남아 있습니다.

우에다 교수는 렘수면의 가치에 대해 다음과 같은 견해를 밝히고 있습니다.

"논렘수면은 신경세포끼리의 연결을 만들거나 강화하기에 좋은 상태입니다. 반면 각성 시와 매우 유사한 뇌파 패턴을 보이는 렘수면 단계에서는 솎아내고 정리하는 작업이 이루어진다고 볼 수 있습니다. 즉, 논렘수면에서 새로운 연결이 생겨나고 렘수면 때 그 새로운 연결 중 필요한 것들이 선택되는 것입니다."(우에다 교수)

이는 생물의 진화 과정과 매우 닮았습니다. 진화는 '변이'를 통해 새로운 것이 만들어지고 '선택'을 통해 적절한 것이 남겨집니다. 이와 마찬가지로 논렘수면에서 새로운 연결이 만들어지고 렘수면에서 필요한 것만 남겨지는 것이 아닐까 하는 것입니다.

"만약 그렇다면 우리 뇌 안에서는 **매일 밤 '뇌의 대진화'가 일어나고 있는** 셈이죠."(우에다 교수)

이 가설을 검증하기 위해 우에다 교수팀은 현재 시험관 내 신경세포에서 렘수면을 인위적으로 만들어내는 연구를 진행 중입니다.

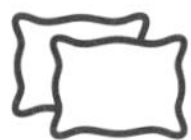

수면 중에도
'위와 장'은 깨어 있다

—

일본 와세다대학교 스포츠과학학술원 교수
니시다 마사키

🛏 수면 중 소화기관이 어떤 일을 하는지
규명되기 시작

수면은 기본적으로 심신의 휴식 시간이지만 그렇다고 모든 장기가 쉬는 것은 아닙니다. 심장은 계속 뛰고 있고 호흡도 평소처럼 유지됩니다. 뇌 또한 렘수면 중에는 활동하며 그 과정에서 꿈을 꾼다는 사실이 밝혀져 있습니다.

음식물의 소화와 흡수를 담당하는 위나 장과 같은 '소화기관'(음식물이 지나가는 통로인 식도, 위, 소장, 대장 등의 소화관과 간, 췌장, 담낭 등의 부속 기관을 통칭) 역시 마찬가지입니다. 우리가 잠든 사이에도 위장은 부지런히 일하고 있습니다. 아침에 일어나면 배가 고프고 화장실에 가고 싶어지는 것은 이 때문입니다.

과음하고 기절해 잠들어버려도 우리가 자는 동안 간은 숙취를 막기 위해 열심히 일하고 있습니다.

일본 와세다대학 스포츠과학학술원 교수이자 동 대학 수면 연구소 소장을 겸임하며『잠자는 동안 몸속에서 무슨 일이 일어나고 있는가』(국내 미발간)를 출간한 니시다 마사키 교수는 수면 중 소화기관의 활동에 대해 다음과 같이 말합니다.

"최근에는 소형 카메라 등이 개발되어 수면 중에 소화기관이 어떤 일을 하는지 어느 정도 알 수 있게 되었습니다. **잠자고 있을 때도 소화기관은 계속 일을 하지만, 기본적으로 깨어 있을 때보다 활동이 느려집니다.** 다만 장기에 따라 차이가 있습니다." (니시다 교수)

우선 **위의 경우 렘수면 시에는 깨어 있을 때와 비슷하지만 논렘수면 시에는 움직임이 둔해집니다.** 그러므로 자기 전에 과식하면 음식물이 위에 남아서 다음 날 아침 더부룩함을 느끼게 됩니다.

대장도 수면 시에는 별로 움직이지 않습니다. 나이 들면 소변이 마려워서 깨는 일은 늘어나지만, 대변이 마려워서 깨는 일은 거의 없을 것입니다.

"반면에 **소장의 연동 운동은 수면 시에도 각성 시와 크게 차이가 없습니다.** 길이가 몇 미터나 되는 긴 장기이기도 하고 대장처럼 소화물을 저장할 수 있는 기능이 없으므로 가만히 멈추어 있을 수가 없습니다. 그래서 수면 중에도 쉬지 않고 일하는 것입

니다." (니시다 교수)

한 가지 신기한 점이 있습니다. 긴장하고 있을 때 배고픔을 못 느끼는 경험은 누구나 있을 것입니다. 이는 긴장하면 자율신경 중 교감신경이 우위가 되어 소화기관의 활동이 억제되기 때문입니다. 그렇다면 부교감신경이 우위가 되는 수면 중에는 어떨까요? 긴장할 때와는 반대로 소화액 분비나 소화관의 연동운동이 촉진될 것 같지만, 실제로는 수면 중 위나 대장의 움직임은 둔해집니다. 왜 그럴까요?

"소화기관에는 자율신경뿐만 아니라 장 신경계라는 독자적인 조절 시스템이 있기 때문입니다. 부교감신경의 영향으로 소화관 운동이 활발해지면 수면 중에 변의(便意)가 생겨 수면이 얕아지게 됩니다. 그래서 장 신경계가 장의 움직임을 억제하는 것이 아닐까 추측합니다." (니시다 교수)

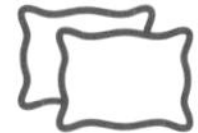

수면의 질과
위식도 역류질환의 연관성

—

일본 와세다대학교 스포츠과학학술원 교수
니시다 마사키

🛏 위산이 가장 많이 분비되는 시간대는 잠자는 시간대

수면 중에는 위산이 식도로 역류하기 쉬운 것으로 밝혀졌습니다. 위산이 식도로 역류해 가슴쓰림을 일으키는 질환을 '**위식도 역류질환**'이라고 합니다. 이 중 위산에 의해 식도 점막에 염증이 생긴 상태가 '**역류성 식도염**'입니다.

상체가 수직으로 서 있을 때는 중력 때문에 역류가 억제되지만, 누우면 위에서 식도로 위산이 올라오기 쉽습니다. 여기까지는 금방 이해할 수 있을 것입니다. '먹고 나서 바로 눕지 않는 것'은 위식도 역류질환을 예방하는 데 중요합니다.

하지만 수면 중에 역류가 일어나기 쉬운 이유는 비단 중력 때문만은 아닙니다. "**하루 중 위산이 가장 많이 분비되는 시간대는 밤 10시부터 심야 2시 사이,** 즉 많은 사람이 잠들어 있는 시간대입니다"라고 니시다 교수는 지적합니다. 게다가 논렘수면 중에는 식도의 연동 운동이 약해지므로 역류한 위산을 위로 다시 돌려보내기가 어렵습니다. 그래서 식도가 손상되기 쉬워집니다.

"식도에 염증이 생겨도 못 느끼는 사람이 의외로 많습니다. 위암이나 식도암도 그렇고 역류성 식도염을 조기 발견하기 위해서라도 만 40세가 넘으면 2년에 한 번은 위내시경 검사를 받아보는 것이 좋습니다." (니시다 교수)

🛏 수면의 질이 나쁘면 위산이 역류하는 시간이 길어진다

실제로 **수면 중에 생기는 위식도 역류질환과 수면의 질 사이에는 연관성이 있다**는 사실도 밝혀져 있습니다. 수면의 질이 나쁠수록 위산이 역류하는 시간이 길어지고, 위식도 역류질환이 심해지면 수면의 질도 나빠지는 악순환이 반복됩니다.[3]

스웨덴 카롤린스카 연구소가 6만 5,333명을 대상으로 진행한 연구에서는 불면증 환자가 위식도 역류질환을 일으킬 위험은 일반인의 3배나 높은 것으로 밝혀졌습니다.[4]

수면 장애 중에서도 잠자는 도중에 가끔 호흡이 멈추는 **수면**

무호흡증 환자는 위식도 역류질환에도 걸리기 쉽습니다. 무호흡으로 위와 식도 사이의 괄약근이 느슨해져서 위산이 쉽게 역류하기 때문입니다.[5]

"사실 저처럼 역류성 식도염과 수면무호흡증 둘 다 앓고 있는 사람이 많습니다. 역류성 식도염이 있는 사람은 외식도 잦고 비만이나 생활 습관병도 함께 있는 경우가 적지 않습니다. 따라서 위산 분비를 억제하는 약을 먹는 것만으로는 부족하고, 제대로 치료하려면 생활 습관을 반드시 개선해야 합니다." (니시다 교수)

생활 습관 개선에는 수면의 질 향상도 포함됩니다. 수면의 질 악화가 위식도 역류질환을 악화시킨다면, 역으로 수면의 질을 개선하면 위식도 역류질환을 예방하는 것도 가능합니다.

🛏 설사와 복통을 일으키는 과민성 대장증후군과 수면의 연관성

장에 별다른 기질적 이상이 없는데도 출근 시 지하철을 타면 복통이 일어나거나, 만성 설사와 복통이 계속되는 **과민성 대장증후군'도 수면과 관계**가 있습니다. 일본 전체 인구의 10~20%가 과민성 대장증후군을 앓고 있다고 하니 생각보다 환자 수가 많습니다.

미국 메이요 클리닉의 조사에 따르면 수면 장애를 호소하는 환자 중 33.3%, 즉 3명 중 1명이 과민성 대장증후군이었다고 합

니다.[6]

"**과민성 대장증후군에서는 환자가 스스로 느끼는 설사나 복통 등의 위장 증상의 강도와 주관적 수면의 질의 나쁜 정도 사이에 강한 상관관계**가 있는 것으로 밝혀졌습니다. 병원 인턴을 대상으로 한 연구에서는 수면 시간이 짧을수록 증상이 잘 나타난다는 보고도 있어 수면 부족과 수면의 질 저하는 과민성 대장증후군의 요인이라 할 수 있습니다." (니시다 교수)

과민성 대장증후군 환자 중에는 우울감 등 정신적 고통을 호소하는 사람도 많다고 합니다. 우울증에 걸리면 불면증이 동반되기 쉽다는 점을 보더라도 수면 상태가 과민성 대장증후군에 영향을 주고 있을 가능성은 커 보입니다.

🛏 수면 부족이나 과다 수면은 변비를 일으킨다

수면과 관련이 있는 위장 질환은 몇 가지 더 있습니다. 바로 변비입니다. 변비의 원인은 건강하지 않은 식단과 운동 부족 등의 생활 습관이라고 하는데, 그중에는 수면 부족과 과다 수면도 포함됩니다. 변비 환자 126명을 대상으로 한 미국의 조사에서는 불면증 등 수면 장애가 있는 사람은 변비의 중증도가 높다는 사실이 확인되었습니다.[7]

"음식을 섭취하면 대장 운동이 활발해지는데 수면이 부족하면 이러한 반응이 잘 안 일어난다고 합니다. 또 교감신경이 우위가 되면 장의 움직임이 억제됩니다. **수면 부족으로 인한 스트레스로 장의 움직임이 나빠져서 대변이 이동하기 어려워지는 것**이죠."
(니시다 교수)

변비는 남성보다 여성이 더 잘 걸립니다. 약한 근력, 적은 식사량, 여성 호르몬(프로게스테론) 등이 그 원인입니다. 11,785명을 대상으로 한 미국의 조사를 보면 남성 중 변비로 고생하는 사람은 4.3%였던 것에 비해, 여성은 10.2%로 2배 이상 많았습니다. 또한, 같은 조사에서 수면 부족뿐만 아니라 수면 시간이 너무 긴(매일 9시간 이상) 여성도 변비에 잘 걸린다는 사실이 밝혀졌습니다.[8]

이에 니시다 교수는 "두 가지 이유를 생각해볼 수 있습니다"라고 말합니다.

"우선 수면 시간이 너무 긴 사람은 늘 누워 있어서 운동이 부족한 상태입니다. 그리고 우울증일 수도 있습니다. 우울증은 불면증이 될 때가 많지만 반대로 과다 수면이 되기도 합니다. 따라서 우울증에 걸리면 변비도 늘어납니다." (니시다 교수)

어떤가요? 위식도 역류질환, 과민성 대장증후군, 변비와 같은 소화기관의 문제가 이렇게 수면과 깊은 관계가 있다는 사실이 놀랍지 않나요? 위장 질환을 고치면 잠을 푹 잘 수 있게 될 거라고, 혹은 수면의 질을 개선하면 위장 증상도 좋아질 거라고 충분히 기대해볼 만합니다.

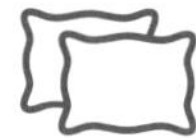

잠자고 있을 때
'호흡'은 불안정해진다

일본 와세다대학교 스포츠과학학술원 교수
니시다 마사키

🛏 수면 중 호흡이 멈추는 일은 드물지 않다

평상시 생활하면서 호흡을 의식할 일은 별로 없습니다. 예를 들어, 자율신경이 '생존을 위해 맥박, 호흡, 소화 등을 조절해 자신의 의지와 상관없이 작동하는 신경' 등으로 설명되듯이, 호흡은 무의식중에 이루어지는 대표적인 활동입니다.

그런데 곰곰이 생각해 보면 맥박이나 소화와 달리 호흡은 어느 정도 의식적으로 조절할 수 있다는 것을 알 수 있습니다. '5초간 숨을 들이마시고 5초간 내뱉기'라든지 '10초간 숨 참기' 등은 절대 어렵지 않습니다.

일본 와세다대학교 스포츠과학학술원 니시다 마사키 교수는 호흡에 대해 다음과 같이 말합니다.

"자기 의지로 맥박을 빠르게 하거나 땀을 내게 할 수는 없습니다. 이런 활동은 완벽하게 자율신경이 지배하고 있습니다. 그런데 호흡은 꽤 많은 부분 스스로 조절이 가능합니다. 의식이 관여하는 부분이 크기 때문이죠. 수면 중에는 그 의식이 사라지기 때문에 호흡이 멈추는 일이 의외로 많습니다. **수면 중에도 활동을 멈추지 않는 순환기나 소화기관과 비교하면 호흡기는 취약한 셈입니다.**"(니시다 교수)

의식이 관여하는 비중이 큰 만큼 자율신경의 지배력이 약하다고도 볼 수 있습니다. 그래서 '수면무호흡증'처럼 **수면 중에 호흡이 멈추는 것은 드문 일이 아닙니다.** 기관지 천식이나 COPD(만성폐쇄성폐질환)와 같은 질환도 수면 중에 호흡 상태가 나빠지기 쉽습니다.

니시다 교수는 "잠자던 아기가 갑자기 사망하는 영아돌연사증후군(SIDS)도 수면 중 미숙한 호흡 조절이 요인 중 하나로 생각됩니다"라고 말합니다.

🛏 수면 중에는 들이마시는 공기의 양이 적어진다

잠든 동안에는 렘수면이든 논렘수면이든 호흡이 약해집니다. 앞서 설명했듯이 꿈을 꾸는 수면 단계인 렘수면 때 근육은 이완됩니다. 악몽을 꿀 때 몸이 움직이지 않는 '가위눌림'도 이

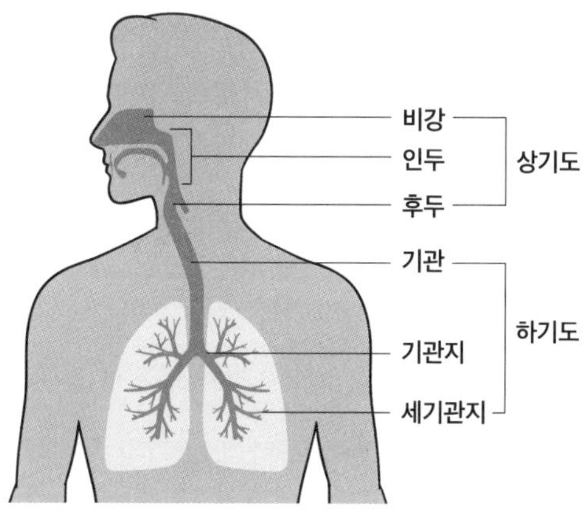

공기가 지나는 기도 중에서도 비강, 인두, 후두를 상기도라고 한다. 그 아래의 기관, 기관지, 세기관지를 하기도라고 한다 (그림: 우치야마 히로타카)

때문에 일어납니다. 마찬가지로 목구멍이나 혀의 근육도 이완됩니다. 연골로 덮여 있는 기관과 달리 목구멍처럼 부드러운 상기도는 수면 중에 변형되기 쉽고 중력의 영향을 크게 받습니다. 그 결과 공기가 지나는 통로가 쉽게 눌리면서 공기가 통과하기 어려워집니다.

또한, 논렘수면 시에는 수면 중추라 할 수 있는 시상하부의 시각교차앞구역(Preoptic area)이 활성화되어 '주무세요'와 같은 억제성 신호가 뇌간으로 전달됩니다. 이에 따라 호흡기 전체의 활동이 저하됩니다. **논렘수면 시의 기도 저항(공기가 통과하기 어려운 정도)은 깨어 있을 때보다 2.3배나 높아진다는 연구 보고도 있습니다.**[9]

폐의 기능도 떨어집니다. 폐의 기능이라고 하면 보통 폐활량이 유명하지만, 수면 중 변화는 '기능적 잔기용량'으로 표시됩니다. 기능적 잔기용량이란 숨을 완전히 내뱉은 후 폐 속에 남아 있는 공기의 양을 말합니다. 건강한 성인의 기능적 잔기용량은 2,400mL 정도로 생각보다 많습니다. 그런데 수면 중에는 이 기능적 잔기용량이 200~500mL 정도 줄어든다는 사실이 밝혀졌습니다.

"한 번의 호흡으로 폐에 들고나는 공기의 양(1회 환기량)도 수면 중에는 줄어듭니다. 논렘수면 중에는 6~16%, 렘수면 중에는 25%나 감소한다는 보고가 있습니다. 그 결과 수면 시 혈중 산소 농도는 3~9mmHg 감소하고 이산화탄소 농도는 2~4mmHg 증가한다고 합니다." (니시다 교수)

혈중 산소 농도가 낮아지거나 이산화탄소 농도가 높아지면 생명에 위험을 초래합니다. 그래서 이러한 농도에 변화가 생기면 **자율신경에 의해 호흡이 조절되지만, 수면 중에는 그 기능마저 약해져 있는 셈**입니다.

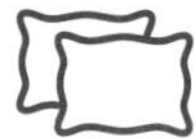

수면 중에 때때로
호흡이 멈추기도 한다

—

일본 와세다대학교 스포츠과학학술원 교수
니시다 마사키

🛏 시간당 5회 이상 무호흡 또는 저호흡이 나타난다면?

수면 중에 때때로 호흡이 멈추는 질환이 있다는 이야기는 많이 들어보셨을 것입니다. 목구멍 안쪽의 연구개나 혀뿌리(설근)가 뒤로 밀리면서 기도가 막혀버리는, 바로 수면무호흡증입니다.

'수면무호흡증(SAS) 진료 가이드라인 2020'에 따르면 **1시간에 5회 이상의 무호흡이나 저호흡이 발생하면 수면무호흡증으로 진단**됩니다. 시간당 무호흡·저호흡 횟수가 5~15회이면 경증, 15~30회이면 중등증, 30회 이상이 되면 중증입니다. 여기서 무호흡은 '10초 이상의 호흡 정지', 저호흡은 '30% 이상의 기류 저하가

10초 이상 지속되고 산소포화도가 3% 이상 떨어진 상태'를 말합니다.

몇 분마다 호흡이 멈추는 상태로는 절대로 깊은 잠을 잘 수 없습니다. 수면의 질이 극도로 나빠지기 때문에 아무리 자도 잔 것 같지 않습니다. 업무 중에 꾸벅꾸벅 조는 일도 많아지며, **교통사고를 일으킬 확률이 건강한 사람보다 2.5배나 높다고 합니다.**

과거에 일본의 수면무호흡증 유병률은 10% 미만으로 예측되었으나 최근 조사에서는 치료가 필요한 환자는 약 940만 명, 경증까지 포함한 잠재적 환자 수는 약 2,200만 명에 달하는 것으로 추산되었습니다.[10] 실로 5명 중 1명꼴로, 이는 고혈압이나 당뇨병에 맞먹는 비율입니다.

살찐 사람이나 목 근육이 발달한 운동선수 등 목구멍 주변에 지방이나 근육이 많은 사람은 기도가 쉽게 좁아져 수면무호흡증이 잘 생기는 것으로 알려져 있습니다. 하지만 마른 체형이라고 안심할 수는 없습니다. 좁은 턱처럼 골격 형태가 원인이 되어 수면 중에 목구멍이 잘 막히는 경우도 있기 때문입니다.

특히 동양인은 살이 찌지 않은 유형의 환자가 많다고 합니다. 일본비만학회에서는 BMI(Body Mass Index=체질량지수. 체중을 신장(m)의 제곱으로 나눈 수치) 25 이상을 비만으로 정의하고 있는데 일본에서 실시한 조사에 따르면 수면무호흡증 환자의 43%는 BMI가 25 미만이었습니다.[11]

논렘수면은 잠의 깊이에 따라 N1, N2, N3의 세 단계(수면 단계)로 나뉩니다. 가장 깊은 N3는 '서파 수면'이라 불리며 취침 후 3시간 이내에 집중적으로 나타납니다. 이때 성장 호르몬이 분비되어 손상된 세포가 복구됩니다. 가장 중요한 수면이므로 3~4시간밖에 못 자더라도 최우선으로 확보될 수 있도록 설계되어 있습니다.

그런데 **중증 수면무호흡증이 되면 얕은 잠인 N1, N2의 비중이 늘어나고 중요한 N3는 거의 나타나지 않게 됩니다.** 이런 상태가 계속되면 단순히 '낮에 졸림' 정도로 끝나지 않습니다. 건강이 나빠지면서 다양한 질병에 걸리기 쉬워집니다.

🛏 고혈압, 당뇨병, 뇌졸중 등의 위험이 3~4배로 증가

자율신경에는 활동 시에 우위가 되는 교감신경과 휴식 시에 우위가 되는 부교감신경이 있습니다. 보통 수면 중에는 부교감신경이 우위가 되어 혈압이 떨어지지만, 수면무호흡증이 있으면 호흡이 멈출 때마다 교감신경이 자극되어 혈압이 떨어지지 않습니다.

"중증 수면무호흡증은 **고혈압, 당뇨병, 뇌졸중, 심근경색 등을 일으킬 위험이 통상의 3~4배나 증가**하는 것으로 밝혀졌습니다. 고혈압이 되면 혈압약을 먹어도 혈압이 안 떨어집니다." (니시다 교수)

수면 중 교감신경이 자극되는 것과 더불어 무호흡으로 인한 저산소 상태도 고혈압 등의 원인으로 예상됩니다. 적혈구 중 산소와 결합하는 헤모글로빈의 비율을 '산소 포화도'라고 하며 정상치는 96~99%입니다. 그런데 수면무호흡증 환자는 수면 중 산소 포화도가 빈번하게 90% 미만으로 떨어진다는 사실이 확인되었습니다.

"저산소 상태도 물론 안 좋지만, 더 나쁜 건 호흡이 멈추었다가 재개하기를 반복하면서 산소 포화도가 급격히 오르내리는 것입니다. 산소 포화도가 급격히 올라가면 활성산소가 발생하면서 세포에 손상을 주기 때문입니다." (니시다 교수)

중증 수면무호흡증이 있는 경우 대뇌 백질이 손상되어 있다는 사실이 확인되었습니다. 백질의 손상이 심해지면 기억력과 판단력 등 인지 기능이 저하된다고 합니다.

실제로 **수면무호흡증 환자는 치매에 걸릴 확률도 높아집니다.** 치매에는 알츠하이머 외에 혈관성과 루이소체 등의 유형이 있는데 "모든 유형의 치매에서 수면무호흡증 환자의 발병률이 건강한 사람보다 2.2~16.5배 높게 나타났습니다"[12]라고 니시다 교수는 지적합니다.

뇌졸중이나 심근경색으로 돌연사하는 경우도 많습니다. 치료하지 않은 수면무호흡증 환자를 8년간 추적 조사한 연구에 따르면 무호흡·저호흡이 1시간에 20회 미만인 환자의 생존율은 96%였던 것에 반해 20회 이상인 환자는 63%였습니다.[13] 즉, 8

년 사이에 약 40%에 이르는 사람이 목숨을 잃은 셈입니다.

🛏 알면 행동이 변한다

중등증 이상의 수면무호흡증 치료법에는 몇 가지가 있습니다.
대표적인 것은 지속적 양압기(CPAP)입니다. 취침 시 코에 장착
한 마스크를 통해 공기를 보내어 기도가 막히지 않도록 안에서
부터 밀어 올립니다.

지속적 양압기는 물리적으로 목구멍을 넓혀주기 때문에 올
바르게 사용하면 무호흡·저호흡이 일어나지 않습니다. 그 결
과 숙면을 취할 수 있게 되면서 중도 각성이나 낮 동안의 졸음
이 확실히 줄어듭니다. 중증 수면무호흡증 환자를 약 10년 동
안 추적한 연구에 따르면 15% 이상이 뇌졸중이나 심근경색 등
의 심혈관질환을 일으켰는데, 지속적 양압기를 사용하는 사람
의 발병률은 건강한 사람과 같은 수준에 머물렀다고 합니다.[14]

니시다 교수 자신도 수면무호흡증으로 진단되어 몇 년 전부
터 지속적 양압기를 사용하고 있다고 합니다.

"솔직히 지속적 양압기를 달고 잠을 잔다는 게 귀찮기는 합
니다. 그럼에도 제가 계속 사용하는 이유는 수면무호흡증의 해
악을 잘 알기 때문입니다. 그런 의미로 볼 때 건강과 질병에 대
한 이해는 매우 중요합니다. 자세히 알게 되면 행동이 변하니까
요." (니시다 교수)

고통스러울 뿐만 아니라 방치하면 자칫 생명까지 위협하는 질병이 바로 수면무호흡증입니다. '코를 심하게 곤다', '많이 자는 데도 피곤하다'와 같은, 신경 쓰이는 증상이 있다면 한 번쯤 호흡기내과 등에서 검사를 받아보고 하루빨리 치료를 시작하는 게 중요합니다.

교수님! 제 고민 좀 들어주세요!

"저의 경우는 어떻게 하면 좋을까요?"

수면에 대한 고민은 사람마다 제각각이며, 서로 다른 사정과 문제를 안고 있습니다. 이런 고민에 대해 수면 의학 전문가인 일본 아키타대학교 대학원 의학계 연구과 정신과학 강좌 교수 미시마 가즈오 선생이 답변해 드립니다. (질문자: 이토 가즈히로)

Q

좀 더 길게 자고 싶은데 잠이 안 와요

저는 밤 10시에 취침하고 새벽 4시에 일어나, 평균 6시간 정도 잠을 잡니다. 낮에는 졸려서 10분 정도 낮잠을 잡니다. 6시간 자는 건 뭔가 아쉽고 좀 더 길게 자고 싶은데 잠이 안 옵니다. 좀 더 길게 자려면 어떻게 해야 할까요? (67세 남성)

— 이분은 특별히 불면증에 시달리는 건 아니고 매일 규칙적으로 6시간씩 주무시고 계십니다. 하지만 6시간은 좀 부족한 거 같고 가능하면 더 길게 자고 싶다는 게 고민이신 것 같아요. 7~8시간은 자고 싶다는 얘기일까요.

미시마: 수면 시간은 8시간이 가장 좋다고 믿는 분들이 많으신 거 같은데, 사실 8시간을 자야 한다는 의학적 근거는 없습니다. 본래 최적의 수면 시간은 개인마다 다 달라서 6시간으로도 충분한 사람이 있는가 하면 9시간 이상 자지 않으면 몸이 힘들다는 사람도 있습니다.

게다가 나이가 들면 수면 시간이 짧아지는 게 자연스러운 현상입니다. 연령대별 평균 수면 시간을 조사한 해외 연구에 따르면 **25세에는 7시간, 45세에는 6시간 반, 65세에는 6시간**으로 나이가 들수록 매우 뚜렷하게 감소합니다.[1] 고령이 되면 기초 대사량과 낮 동안의 에너지 소비량이 감소해서 오랜 시간 잠을 잘 필요가 없어지기 때문입니다.

어렵지 않게 8시간 이상 잘 수 있는 건 중학생 때까지이고, 60대에 8시간을 자겠다는 건 어려운 일입니다. 7~8시간을 자겠다고 이불 속에 계속 누워 있어봤자 성가신 중도 각성이나 조기 각성만 늘어날 뿐입니다.

— 이분은 67세이니까 6시간이면 평균적인 수면 시간인 셈이네요. 이것만 봐서는 확실하게 수면이 부족한 상태라고 보기는 어렵겠고, '몇 시간 이상 자야 한다'는 식으로 숫자에 집착하지 않는 게 좋다는 말씀이신가요?

미시마: 맞습니다. 그런데 매일 6시간을 자면서 특별한 문제가 없었다면 이런 질문을 보내지는 않으셨을 것 같아요. 늘 6시간 정도 자는데 낮에 졸리거나 피로가 안 풀린다면 단순하게 '짧게 자도 괜찮다'라고 말할 수는 없습니다. 사실은 8시간 정도의 수면이 필요한 체질인데 야간 빈뇨, 수면무호흡증, 불면증 등 뭔가 다른 원인 때문에 길게 못 자는 것일 수도 있습니다. 중도 각성이나 조기 각성이 많아서 낮에 컨디션이 별로라면 주치의와 상담해 보는 것이 좋습니다.

— 조금 더 연세가 있으신, 예를 들어 80대이신데 '5시간밖에 못 잔다'는 분들은 어떨까요?

미시마: 80대에 수면 시간이 5시간대인 분들은 꽤 많습니다. 낮 동안의 신체 컨디션에 별문제가 없다면 크게 신경 쓰지 않으셔도 됩니다. 그게 아니라 낮에 졸리거나 몸이 피곤하다면 수면 문제를 겪고 있을 가능성이 있으므로 의사와 상담해 보시는 것이 좋습니다.

— 따로 주치의가 없다면 어느 과를 방문해야 할까요?

미시마: 정신건강의학과, 뇌신경내과 혹은 수면 클리닉을
방문하시길 바랍니다.

A

필요한 수면 시간은 개인차가 크며 나이가 들수록 짧아집니다.
매일 5~6시간밖에 못 자더라도 낮 생활에 별 지장이 없다면 크
게 걱정할 필요는 없습니다. 낮에 졸거나 피로가 풀리지 않거나
기력이 없는 등의 문제가 있다면 수면에 문제가 있을 수 있으므
로 병원 진료를 받아보는 것이 좋습니다.

Q

주말에 20시간씩 계속 자는
부하 직원이 걱정됩니다

회사 부하 직원 중에 20대 여성이 있습니다. 주중에는 활기차게 일하긴 하지만 주말에는 20시간을 내리 잔다고 합니다. 평일에도 충분히 자는 것 같은데 혹시 무슨 병이 있는 건 아닌지 걱정됩니다. (41세 남성)

— 앞의 질문과는 반대로 너무 많이 자는 것을 걱정하는 내용이네요. 10시간이나 12시간이면 몰라도 20시간을 내리 지디니 놀랍습니다.

미시마: 그런가요? 주말에 20시간을 내리 잔다는 젊은 분들이 종종 상담하러 오곤 합니다. 가장 흔한 원인은 단순 수면 부족입니다. 평일에 심한 수면 부족일 때 그렇습니다.

— 이 부하 직원은 평일에도 충분히 잔다는데…

미시마: 개인마다 필요한 수면 시간이 다르기 때문에 '매일 7시간 자니까 충분해'라고 말할 수는 없고, 7시간

으로는 부족한 사람도 있습니다. 그런 사람은 매일 7시간을 자도 부족한 수면이 쌓이기 때문에 주말에 몰아서 자게 되는 것입니다. **핵심은 사회에 나가기 전 그러니까 고등학교나 대학교 때 평소 얼마나 잤는가**입니다. 학창 시절 매일 6~7시간의 수면으로 별문제 없이 지냈다면 일을 시작한 후 수면과다증이 생겼을 가능성도 있습니다. 이 경우에는 치료가 필요합니다. 하지만 원래 잠이 많이 필요한 체질(롱 슬리퍼)인 사람이 수면 부족을 겪고 있을 가능성이 더 큽니다.

A

가끔 이런 문제로 고민하는 젊은 직장인들이 있습니다. 가장 흔한 원인은 수면 부족입니다. 필요한 수면 시간은 개인차가 크기 때문에 매일 7시간 잔다고 해서 반드시 괜찮다고는 할 수 없습니다. 학창 시절 때의 수면 시간을 확인해 보세요. 매일 6~7시간의 수면으로 문제없이 지냈다면 취업 후 수면과다증이 발병했을 가능성도 있습니다.

Q

잠자리에 들기만 하면 눈이 또렷해져요

잠자리에 누워도 좀처럼 잠들지 못합니다. 밤에는 스마트폰을 보지 않고 조명도 어둡게 해둡니다. 저녁에 한 시간씩 걷기도 하지만 막상 자려고 누우면 이상하게 정신이 맑아집니다. 글리신 같은 수면에 좋다는 영양제도 먹고 있습니다. 수면제는 먹으면 중독될까 봐 꺼려집니다. (65세 남성)

— 밤에 스마트폰을 보지 않고 조명도 어둡게 하는 등 이분이 실천하는 대응책은 기본적으로 잘못된 것이 없는 것 같습니다.

미시마: 그렇습니다. 흔히 '스마트폰에서 나오는 블루라이트가 생체 리듬을 저녁형으로 만들기 때문에 좋지 않다'라고들 하지만, 스마트폰의 블루라이트가 생체 리듬을 크게 뒤흔들 만큼 영향은 주지 않는다는 보고도 있습니다. 다만 스마트폰의 밝은 빛이 뇌를 각성시키는 것은 확실합니다. 특히 영상이나 SNS를 보면 흥분하면서 눈이 더 또렷해집니다. 가급적 침실에는 스마트폰을 들이지 않는 것이 좋습니다. 조명을 밝게 켜두면 졸음을 유발하는 멜라토닌이라는 호르몬의 분비가 억제되기

때문에 자기 전 조명을 어둡게 하는 건 올바른 대응책입니다.

— 걷기도 수면에 좋잖아요. 운동 습관이 있는 사람은 잠이 잘 들고, 자다 깨는 일이 적고, 서파 수면이 많다는 보고[2]도 있다고 들었습니다. 최근에는 숙면을 위한 영양제도 다양하게 나오고 있던데, 이런 건 어떨까요?

미시마: 건강기능식품이나 특정 영양제도 나름대로 수면 개선 효과가 있겠지만, 불면증, 즉 수면 장애로 진단되는 수준에서 효과가 입증된 것은 없습니다. 입면 곤란, 중도 각성, 조기 각성 같은 불면 증상은 일반 성인의 30~40%에서 나타나는데 **치료가 필요한 '만성 불면증'은 약 10%**라고 합니다. 야간의 불면과 낮 동안의 컨디션 난조가 일주일에 3일 이상 있고, 그 상태가 3개월 이상 지속되면 만성 불면증으로 진단됩니다.

　잠 못 드는 이유 중 하나로 긴장이 있습니다. 잠자리에 들어도 잠을 못 자는 경험을 반복하다 보면 잠자리에 들었을 때 조건반사적으로 긴장이 되면서 눈이 또렷해지는 것이죠. 이분도 그런 경우일 수 있어요.

— '꼭 자야 한다'는 긴장감 때문에 오히려 잠을 못 자게 되는 군요.

미시마: 네, 긴장하면 뇌가 각성해서 잠들 수 없게 되는 것이죠. 문제는 잠 못 드는 날이 어느 정도의 빈도로 있는가 하는 점입니다. 가끔 있는 정도면 차라리 마음을 비우고 일단 침실에서 나와 잠이 올 때까지 기다리는 것이 좋습니다.

반면 일주일에 3일 이상 잠들기 어렵고 낮에 졸리고 피곤하다면 불면증일 수 있습니다. 3개월 이상 계속되는 만성 불면증이면 진료를 받아야 합니다. 요즘 수면제는 의존성도 많이 줄었기 때문에 의사의 처방에 따라 복용하면 크게 걱정할 필요가 없습니다.

A

스마트폰 보지 않기, 조명 어둡게 하기, 운동하기 등 기본적인 방향은 틀리지 않았습니다. 영양제도 나쁘지는 않으나, 불면증으로 진단되는 수준에서는 효과를 기대하기 어렵습니다. 가끔 잠을 못 잘 때가 있는 정도의 수준이라면 차라리 침실 밖으로 나오는 게 좋습니다. 만성 불면증으로 진단될 수준이라면 의사에게 치료를 받아야 합니다.

Q

'깊은 수면'이 적은 게 신경 쓰여요

스마트워치로 수면 시간과 질을 측정하고 있습니다. 수면 시간은 약 7시간인데 깊은 수면이 20분 안팎이라 좀 적은 것 같습니다. 깊은 수면을 늘리려면 어떻게 해야 할까요? (61세 남성)

— 수면에는 '논렘수면'과 꿈을 꾸는 '렘수면'의 두 종류가 있고 이것이 교대로 나타난다는 사실은 잘 알려져 있습니다. 논렘수면은 깊이에 따라 N1, N2, N3로 나뉘며 가장 깊은 N3는 뇌파의 모양 때문에 '서파 수면'이라 불린다고 했죠. 이분은 그 '깊은 수면(N3)'이 적은 것을 신경 쓰시는 것 같습니다.

미시마: 수면에 관한 흔한 오해 중 하나가 '양보다 질이 중요'하다고 생각하는 것입니다. 얕은 수면으로 장시간 자는 것보다 짧게 자더라도 푹 자면 피로가 풀린다는 믿음 때문인데요. 그런데 애초에 '양질의 수면은 곧 깊게 자는 숙면'이라는 것 자체가 오해입니다. 수면이 깊다고 무조건 좋은 건 아닙니다.

— 그런가요.

미시마: 가장 깊은 수면인 서파 수면은 잠든 후 첫 3시간까지 집중적으로 나타납니다. 즉, 단순히 깊은 수면의 비율만 늘리고 싶다면 수면 시간을 줄이면 되는 것이죠. 수면 시간을 줄여도 서파 수면은 끝까지 확보되기 때문에 결과적으로 깊은 수면의 비율은 높아집니다. 하지만 단 하루만 수면이 부족하더라도 인슐린(혈당을 낮추는 호르몬)의 효능이 나빠집니다. 이는 얕은 수면이 줄기 때문입니다. **수면은 단순히 깊으면 무조건 좋은 게 아니고 얕은 수면도 꼭 필요합니다.**

— 그렇군요. 양질의 수면이란 꼭 필요한 렘수면과 **논렘수면**을 제대로 취하고, 눈을 떴을 때 만족스러운 상태를 말하는 것이군요.

미시마: 맞습니다. 또 전체 수면 시간과 마찬가지로 서파 수면도 나이가 들면 줄어듭니다. 이분은 나이가 61세네요. 60대가 되면 서파 수면, 이른바 깊은 수면은 전체의 5~10% 정도가 됩니다.

스마트워치는 깊은 수면의 측정 정확도가 그다지 높지 않기는 합니다만, 만약 7시간(420분) 정도로 잠을 잔다면 그 5~10%인 20~40분 정도가 깊은 수면이 되겠네요. 나이로 봐서는 전혀 문제 될 게 없습니다. 컨디션도 나쁘지 않고 생활에 별 지장이 없다면 신경 쓰지 않으셔도 됩니다.

— 참고로 서파 수면을 늘릴 방법이 있을까요?

미시마: 운동이나 목욕 등으로 일과 중 소비 에너지(칼로리)를 늘리면 깊은 수면의 비중이 일정 부분 증가하는 것으로 알려져 있습니다.

A

60대가 되면 깊은 수면(N3)은 전체의 5~10% 정도가 됩니다. 수면 시간이 7시간이면 20~40분 정도입니다. 일과 중에 별 지장 없이 생활이 가능하다면 크게 걱정할 필요는 없습니다.

제 3 장

심신 피로와 수면 회복감

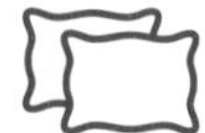

자율신경은 '뇌'에
산소와 영양을 공급한다

—

일본 도쿄 피로·수면 클리닉 원장
가지모토 오사미

교감신경과 부교감신경의 작용

수면과 **자율신경**은 떼려야 뗄 수 없는 관계에 있습니다. 본래 자율신경이란 생존을 위한 기본 기능을 '자율적으로' 조절하는 신경 시스템을 말합니다. **호흡, 소화 흡수, 심장박동, 체온** 등을 조절해 뇌와 몸을 항상 안정된 상태로 유지합니다. 이를 항상성(Homeostasis)이라고 합니다.

일본 도쿄 피로·수면 클리닉의 가지모토 오사미 원장은 자율신경의 최대 목적이 "**뇌**에 산소와 영양을 안정적으로 공급함과 동시에 뇌 온도를 안정시키는 것"이라고 지적합니다.

자율신경에는 몸이 활동할 때 우위가 되는 **교감신경**과 휴식

할 때 우위가 되는 **부교감신경**의 두 종류가 있다는 사실은 많은 이들이 알고 있을 것입니다.

교감신경이 우위가 되면 심박수와 호흡이 빨라지고 위장 등의 소화 활동이 억제되며 아드레날린이나 노르아드레날린과 같은 호르몬이 분비됩니다. 반면 부교감신경이 우위가 되면 심박수나 호흡이 느려지고 소화 활동이 활발해지며 신경세포에서 신경전달물질인 아세틸콜린이 분비됩니다.

예를 들어, 운동할 때 교감신경이 우위가 되는 것은 근육에서 대량의 산소를 소비하기 때문입니다. 그대로 놔두면 중요한 뇌로 보낼 산소가 부족해지므로 호흡과 맥박을 빠르게 해 산소를 흡입하는 양과 전신으로 전달하는 속도를 높이는 것입니다.

이때 땀이 나는 것은 체온이 너무 올라가서 뇌가 열사병 상태가 되는 것을 막기 위해서입니다. 뇌를 보호하고 몸의 항상성을 유지하기 위해 자율신경은 24시간 내내 쉬지 않고 일합니다.

수면 중에는 당연히 부교감신경이 더 우세해집니다. 그런데 **큰 걱정거리나 스트레스**가 있으면 교감신경 우위가 계속되기 때문에 제대로 잠들 수가 없습니다. 업무 스트레스로 불면증이 생기는 것은 바로 이 때문입니다.

즉, '침대에 눕자마자 부교감신경이 우위'가 된다면 그대로 푹 잘 수 있다는 논리가 성립하지만, 실제로는 그렇지 못한 경우가 많습니다.

부교감신경은 '브레이크'가 아니다

잠들 때 부교감신경을 우위로 만드는 것은 현실적으로 쉽지 않습니다. 그 이유 중 하나는 자율신경은 내 의지로 조절할 수 없기 때문입니다. '요즘 혈압이 높으니까 좀 낮추어야지' 하고 혈압이 떨어진다면 고혈압 때문에 고생할 일이 없겠죠.

또 다른 이유는 교감신경과 부교감신경은 대등한 관계가 아니기 때문입니다. 자동차로 비유하면 교감신경은 '액셀'이고 부교감신경은 '브레이크'라는 이미지가 있지만, 사실은 그렇지 않습니다. 실제로는 교감신경이 '주체'이고 부교감신경은 '보조'적인 관계에 가깝습니다.

"부교감신경은 밟으면 즉시 걸리는 브레이크처럼 능동적인 것이 아니고, 액셀을 밟지 않을 때 서서히 속도가 줄어드는 엔진 브레이크 같은 것입니다"라고 가지모토 원장은 설명합니다.

"잠자고 있는 사람 옆에서 손뼉을 치면 약 0.3초 뒤에 잠에서 깹니다. 이때는 부교감신경에서 교감신경으로 순간 전환되는 것이죠. 하지만 자려고 마음먹고 액셀(교감신경)에서 발을 떼어도 0.3초 만에 잠들지는 못합니다. 잠드는 데는 훨씬 더 긴 시간이 소요됩니다. 교감신경을 중립으로 두면 엔진 브레이크가 걸리듯 서서히 부교감신경이 우위가 되어갑니다. 즉, 교감신경을 우위로 만드는 건 쉽지만 부교감신경을 우위로 만드는 것은 어렵습니다." (가지모토 원장)

교감신경과 부교감신경의 작용

	교감신경	부교감신경
동공	확대되어 빛이 많이 들어옴	축소
눈물	감소	증가
타액	감소	증가
심장(박동)	두근거림(촉진)	천천히 움직임(억제)
폐(기관지)	호흡이 빨라짐(확장)	호흡이 느려짐(억제)
간(글리코겐 대사)	촉진	억제
위장 활동	소화가 느려짐(억제)	소화가 활발해짐(촉진)
췌장(인슐린 분비)	억제	촉진
방광·항문 괄약근	축소	확장
말초혈관·모세혈관	축소되어 혈압이 올라감	확장되어 혈압이 내려감
땀샘	분비	(분포되어 있지 않음)
심신 상태	흥분, 긴장, 투쟁	이완, 휴식
신경전달물질	아드레날린, 노르아드레날린	아세틸콜린

출처: 가지모토 오사미 지음, 『모든 피로는 뇌가 원인2<초실천편>』(국내 미발간)

깊게 자고 있더라도 무슨 일이 생기면 즉시 깨는 것은 다른 동물에게 먹잇감으로 습격당하지 않기 위한, 이른바 생존에 꼭 필요한 능력입니다. 먹히지 않으려면 순간적으로 각성해서 도망치거나 싸워야만 합니다.

반면 휴식에는 긴급함이 요구되지 않습니다. 위험이 없는 환경에서 천천히 부교감신경을 우위로 만들기만 하면 됩니다.

"안전·안심·쾌적하지 않은 환경에 놓이면 인간은 교감신경

우위가 될 수밖에 없습니다. 추울 때는 덜덜 떨고 더울 때는 땀을 흘립니다. 이렇게 체온의 급격한 변동을 억제하는 것도 교감신경의 역할입니다. 안전·안심·쾌적함이 확보되었을 때야 비로소 교감신경이라는 액셀에서 발을 뗄 수 있는 것이죠." (가지모토 원장)

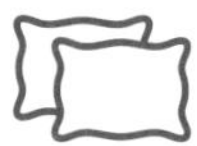

모든 피로는
'자율신경의 피로'

—

일본 도쿄 피로·수면 클리닉 원장
가지모토 오사미

피곤한데도 눈은 말똥말똥 잠이 안 와요

몸은 분명 피곤한데 침대에 누워도 도무지 잠이 안 올 것 같다—. 이런 사태가 벌어지는 것은 긴장이 안 풀리고 부교감신경이 우위가 되지 않기 때문입니다. 그렇다면 애초에 **피로**란 도대체 무엇일까요?

"피로에는 육체적 피로와 정신적 피로가 있는데, 모든 피로는 **자율신경의 소모와 피폐**로 인해 발생합니다"라고 가지모토 원장은 말합니다.

격렬한 운동을 하면 근육에 젖산이 쌓입니다. 예전에는 이 젖산이 육체 피로를 일으킨다고 생각했습니다. 그러나 이는 잘

못된 상식으로, 최근 연구에서 젖산은 피로 물질이 아니라는 사실이 밝혀졌습니다.

근력 운동이나 단거리 전력 질주처럼 순간적으로 큰 힘을 쓰는 무산소 운동을 하면 탄수화물(당질)이 에너지로 전환되는 과정에서 젖산이 만들어집니다. 그런데 이 젖산은 나중에 에너지로 대사되는 물질입니다. 절대 젖산 때문에 피로를 느끼는 것이 아닙니다. 오히려 젖산은 피로 회복을 돕는 작용을 하기도 합니다.

육체적 피로 역시 근육이 아니라 자율신경이 피로해지면서 일어납니다. 예를 들어, 똑같은 5km를 뛰더라도 기온이 20℃일 때와 30℃가 넘을 때 달리는 것은 운동 후의 피로도가 크게 다릅니다. 기온이 높을 때는 체온이나 심박수 조절이 필요해지며, 그만큼 자율신경의 부담이 늘어납니다.

🛏 눈의 피로는 '눈만 부교감신경 우위'가 된 결과

눈을 혹사하는 현대 직장인 중에 **눈의 피로**를 호소하는 사람이 많습니다. 그러나 이것 역시 눈 자체의 피로가 아니라 자율신경이 피로해진 것이 원인입니다. 초점을 맞추는 **눈의 수정체**가 자율신경의 영향을 받기 때문입니다.

업무 중에는 몸과 마음이 긴장되어 교감신경이 우위가 되고, 심박수와 혈압이 올라갑니다. 이때 원래 수정체는 얇아져서 **먼**

곳에 초점을 맞추도록 설계되어 있습니다.

왜냐면 원시 시대의 생활에서 일은 곧 사냥이고, 사냥하려면 먼 곳을 볼 필요가 있기 때문일 것입니다.

"그런데 현대인은 컴퓨터 화면처럼 가까운 곳을 계속 보면서 일하기 때문에 눈'만'은 부교감신경이 우위인 상태를 유지해야 합니다. 이 상충하는 상황(모순) 때문에 자율신경에 부하가 걸려 피로해지는 것이 바로 눈의 피로입니다. 그래서 운전기사나 야구 선수처럼 일할 때 먼 데를 볼 기회가 잦은 사람에게는 눈의 피로가 잘 일어나지 않습니다." (가지모토 원장)

운동 이외에 한여름이나 한겨울의 야외처럼 혹독한 환경에서 자율신경이 혹사당하면 체내에 대량의 활성산소가 발생합니다. 이로 인해 신경세포가 산화되어 자율신경의 기능이 떨어집니다. 그 결과 피로감을 느끼게 됩니다.

"자율신경의 피로는 뇌의 안와전두피질이 감지해 '몸이 피곤하다'라는 신호를 보내게 됩니다. 그러면 우리는 하던 행동을 멈추게 되고, 결과적으로 자율신경에 가해지는 부하가 줄어들게 됩니다." (가지모토 원장)

🛏 운동을 해도 업무 피로는 풀리지 않는다

동물은 피로를 느끼면 그 자리에서 행동을 멈춥니다. 예를 들어, 사자는 먹잇감을 놓치면 잠시 뒤쫓다가도 일찌감치 추적을

포기합니다. 몸이 보내는 피로 신호에 매우 정직한 것이죠.

하지만 인간은 그 신호를 억누르고 '무리를 할 줄도' 압니다.

"뇌의 전두엽이 발달한 인간은 안와전두피질이 보내는 피로감의 신호를 차단하는 것도 가능합니다. 그러면 피곤한데도 피로를 느끼지 못합니다. 이것이 바로 과로사의 원인이 되는 **숨겨진 피로**입니다. 즐겁고 보람을 느끼는 일에는 누구나 피로를 느끼지 못할 텐데요. 이 상태가 바로 피로 신호가 차단된 상태입니다. 즉, 의욕이 앞서는 사람일수록 자신도 모르게 무리하다가 과로사에 이르기 쉽습니다." (가지모토 원장)

업무로 인한 피로, 안구 피로, 육체 피로 등 모든 피로는 결국 자율신경의 피로입니다. 따라서 '업무 스트레스를 운동으로 해소'하려는 생각은 위험하다고 가지모토 원장은 말합니다.

"업무 피로나 스트레스는 **운동**으로 풀리지 않습니다. 운동 후 느끼는 상쾌함이 피로감을 은폐해서 마치 피로가 풀린 것 같은 기분이 들게 할 뿐입니다. 업무로 피곤한데 무리해서 운동까지 하면 자율신경은 더욱 피로해집니다." (가지모토 원장)

그러면 자율신경에 쌓인 피로는 어떻게 풀면 좋을까요? 목욕은 기분 전환에는 효과가 있으나 장시간으로 하면 자율신경에 부담을 주어 오히려 피로를 증가시키는 것으로 밝혀졌습니다. 가장 확실한 방법은 자율신경의 혹사를 멈추고 쉬게 해주는 것입니다.

"피로를 푸는 **가장 효과적인 방법은 수면**입니다. 피곤할 때는

무리하게 운동하기보다는 한시라도 빨리 집에 가서 푹 자는 것이 좋습니다." (가지모토 원장)

피로를 푸는 데는 뭐니 뭐니해도 수면이 최고라는 뜻입니다. 잠을 충분히 자야 손상된 자율신경 세포가 복구되고 피로가 해소됩니다.

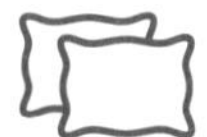

사망 위험에도 영향을 주는 '수면 회복감'이란?

일본 국립 정신·신경 의료연구센터 정신보건연구소 부장
구리야마 겐이치

몸이 진짜 쉬고 있는지를 생각해야 한다

2024년 2월 일본 후생노동성은 '**건강 증진을 위한 수면 가이드 2023**'(이하 수면 가이드 2023)을 발표했습니다. 이는 기존의 '건강 증진을 위한 수면 지침 2014'를 개정한 것으로, 큰 차이점은 '성인', '어린이', '고령자'로 나누어 연령대별로 적절한 수면 방식을 분류한 점입니다. 그리고 건강한 수면 방식에 관한 지표로서 '수면 시간'과 더불어 '**수면 회복감**'을 중시하고 있다는 점입니다.

예를 들어, 성인과 고령자는 '식생활이나 운동 등 생활 습관과 침실의 수면 환경 등을 점검해 수면 회복감을 높일 것'을 권장하고 있습니다.

그렇다면 수면 회복감이란 무슨 뜻일까요? 사실 그렇게 어려운 개념은 아닙니다.

'수면 가이드 2023' 제작 위원으로 참여한 구리야마 겐이치 씨는 이에 대해 '아침에 눈을 떴을 때 **몸의 피로가 얼마나 풀렸는지에 대한 직감적인 평가**'라고 설명합니다.

오래전부터 수면은 시간이라는 **'양'** 못지않게 **'질'** 또한 중요하다고 여겨져 왔습니다. 오래 자도 충분히 잔 것 같지 않을 때도 있고, 짧게 자도 개운하게 눈이 떠질 때도 있습니다. 그렇다면 이 '수면의 질'이란 과연 무엇일까요?

비전문가들은 이를 흔히 '수면의 깊이'로 생각하기 쉽습니다. 하지만 사실 그렇게 단순하지만은 않습니다. 제1장에서도 소개했듯이 가장 깊은 잠(서파 수면)은 취침 후 3시간 이내에 집중적으로 나타납니다. 수면 시간을 줄이면 잠의 후반부에 나타나는 얕은 잠이 없어지기 때문에 전체 잠에서 깊은 잠이 차지하는 비중은 오히려 높아집니다. 하지만 짧은 수면을 반복하는 것은 신체적으로 고통스러울 뿐만 아니라 이를 방치할 경우 생활 습관병의 발병률과 사망 위험을 높인다는 사실도 이미 밝혀졌습니다. 결국 단순히 깊은 잠의 비중만 높으면 되는 건 아니라는 뜻입니다.

"그래서 새로 수복받기 시작한 것이 바로 삼에서 깨어났을 때 느끼는 '수면 회복감'입니다. 이에 주목해 데이터를 분석한

결과 실제로 수면 회복감이 건강 유지에 매우 큰 영향을 미친다는 사실이 밝혀졌습니다." (구리야마 부장)

🛏 기존의 상식을 뒤엎는 의외의 사실

구리야마 연구팀은 미국인의 데이터를 분석에 활용했습니다. 대상은 중장년층(40~64세) 3,128명과 고령자(65세 이상) 2,676명입니다. 수면 시간은 자기 신고 방식이 아니라 간이형 수면다원검사 기기로 뇌파를 측정해 객관적으로 확인했습니다. 잠에서 깨어났을 때 느끼는 '수면 회복감'을 5단계로 설정해 1~2단계는 '없음', 3~5단계는 '있음'으로 분류했습니다. 이후 11~12년간 추적 조사를 하고 각각의 사망률을 조사했습니다.[1]

그 결과 지금까지 몰랐던 몇 가지 새로운 사실이 밝혀졌습니다. '수면 가이드 2023'에는 이러한 최신 연구 결과가 반영되었습니다.

먼저 현역 세대인 중장년층의 결과입니다. '수면 시간 5.5시간 이상 6.9시간 미만'이면서 수면 회복감이 '있는' 사람들의 사망위험도를 1로 볼 때 수면 시간이 그보다 적은 '5.5시간 미만'인 사람들의 사망위험도는 수면 회복감이 '있음'은 1.34배, '없음'은 1.54배나 더 높게 나타났습니다.

똑같은 '5.5시간 이상 6.9시간 미만'의 수면에서도 수면 회복감이 '없음'은 '있음'의 경우보다 사망위험도가 1.28배 높은 경

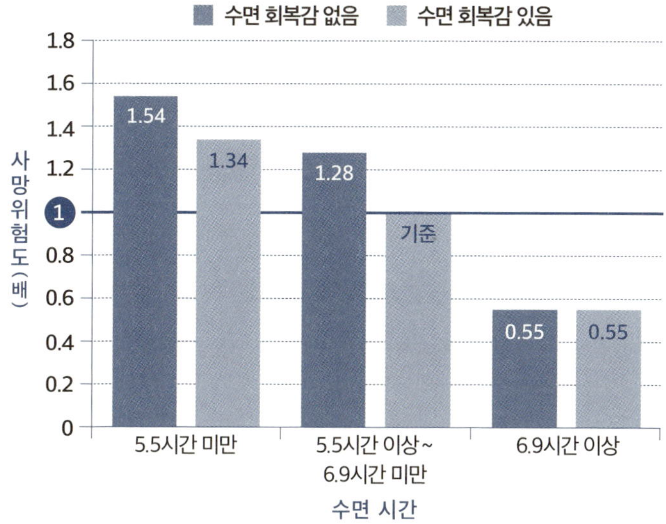

(출처: Sci Rep. 2022 Jan 7:12(1): 189.)

향을 보였습니다. **수면 시간이 같더라도 수면 회복감이 없으면 사망위험도가 높아질 수 있다**는 것입니다.

반면 수면 시간이 긴 '6.9시간 이상'인 사람들은 사망위험도가 0.55배, 즉 거의 절반 가까이 줄어드는 사실도 밝혀졌습니다. 이 역시 기존의 정설을 뒤엎는 발견입니다. 수면 시간이 짧으면 몸에 해로운 것은 당연하지만 반대로 '너무 길어도 좋지 않다'라는 것이 오랜 믿음이었기 때문입니다.

금세기 초 미국에서 30~102세의 약 110만 명을 6년간 추적 조사한 대표적인 대규모 역학 연구에 따르면 사망률이 가장 낮은 구간은 6.5~7.5시간이었습니다. 여기서 수면 시간이 짧아지거나 길어질수록 사망률이 높아지면서 그래프는 U자 모양을 나타냈습니다.[2] 다른 연구에서도 비슷한 결과가 많이 나왔기 때문에 수면 시간은 7시간 정도가 가장 좋으며 너무 길어도 안 좋다는 것이 보편적인 생각이었습니다.

"그런데 이번 데이터를 보면 **현역 세대는 수면 시간이 길수록 사망위험도가 낮았습니다.** 아마 낮에 일하는 현역 세대의 수면 시간이 압도적으로 부족하다는 것이겠죠. 이 결과로부터 현역 세대는 가능한 한 많이 자야 한다는 충고를 드릴 수 있겠습니다."(구리야마 부장)

그 결과 '수면 가이드 2023' 성인판에는 '적정 수면 시간은 개인차가 있으나 6시간 이상을 기준으로 필요한 수면 시간을 확보할 것'이라는 권고 사항이 포함되었습니다. 메이저리거 오타니 쇼헤이 선수는 매일 10시간을 잔다고 하는데, 65세 미만의 직장인들은 업무 효율을 높이기 위해서라도 잠이 너무 많다고 걱정하지 말고 가능한 한 많이 자는 것을 권장합니다.

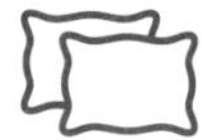

고령자라면 '누워 있는 시간'에 주의해야

—

일본 국립 정신·신경 의료연구센터 정신보건연구소 부장
구리야마 겐이치

🛏 이불 속에서 멍하니 시간만 보내고 있지는 않나요?

앞서 소개한 구리야마 부장의 분석에 따르면 65세 이상 고령자 세대에서는 수면 시간 자체와 사망위험도 사이에 뚜렷한 인과관계는 나타나지 않았습니다. 대신 명확한 차이를 보인 것은 '**침상 시간**'이었습니다. 침상 시간이란 실제 잠든 시간과 이불 속에서 멍하니 보낸 시간의 합을 말합니다.

침상 시간이 '6.7시간 이상 8시간 미만'이면서 수면 회복감이 '있는' 사람들의 사망위험도를 1.0으로 보았을 때 침상 시간이 '8시간 이상'이면서 수면 회복감이 '있는' 경우의 사망위험도는

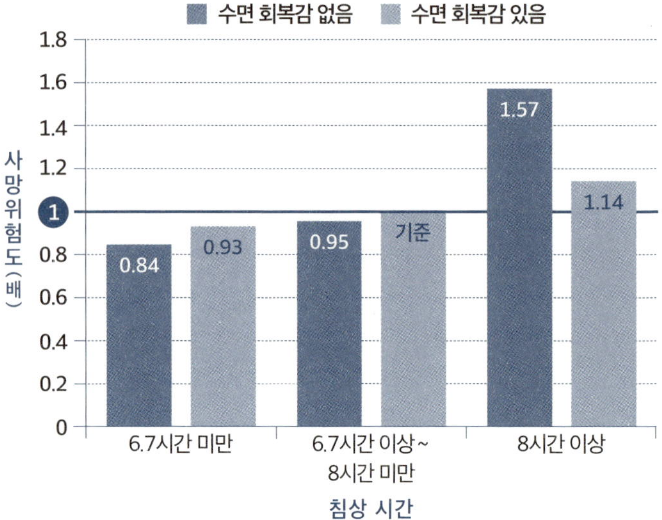

(출처: Sci Rep. 2022 Jan 7;12(1):189.)

1.14배였습니다. 수면 회복감이 '없을' 경우 사망위험도는 1.57 배나 높아졌습니다.

반면 침상 시간이 '6.7시간 미만'인 사람들은 수면 회복감의 유무와 상관없이 사망위험도 상승은 보이지 않았습니다.

참고로 이 조사에서는 이미 병상에 누워 있어야 할 정도의 중증 질환자를 제외하기 위해 추적 시작 후 2년 이내에 사망한 사람은 대상에서 제외했습니다. 따라서 소위 말하는 와상(누워 만 지내는) 고령자가 포함되었을 가능성은 매우 낮습니다.

🛏 침상 시간이 8시간을 넘지 않는 게 기준

이에 따라 '수면 가이드 2023' 고령자 판에는 **지나치게 긴 침상 시간은 건강에 해악**이 되므로 침상 시간이 8시간을 넘지 않게 목표를 잡고 필요 수면 시간을 확보할 것'이라는 내용이 실렸습니다. 이는 6시간 이상 잘 것을 권장한 성인판과는 정반대라고도 볼 수 있는 권고 사항입니다.

"정년퇴직하고 자유 시간이 늘어나면 그동안 못 잔 잠을 채우는 듯이 오래 자려는 경향이 있습니다. 하지만 나이가 들수록 필요 수면 시간은 짧아지기 때문에 **고령자는 오래 누워 있어도 수면 시간은 늘어나지 않고 오히려 수면의 질이 나빠집니다.** 그래서 나이가 들면 잠이 안 온다고 고민하는 분들이 늘어나는 것으로 보입니다." (구리야마 부장)

예를 들어, 약 3,600명의 수면 시간을 뇌파 등으로 조사한 연구에 따르면 25세의 평균 수면 시간은 7시간인 것에 비해 45세는 6시간 반, 65세는 6시간, 80세는 5시간 반으로 나이가 많아질수록 점점 짧아졌습니다.[3]

"이불 속에서 보내는 시간이 길어지면 그만큼 **활동량이 줄기** 때문에 사망위험도가 높아지는 것일 수도 있습니다. 결론적으로 고령자는 무리하게 오래 자려 하지 말고 깨어 있는 시간대에 충분히 몸을 움직이는 것이 중요합니다." (구리야마 부장)

🛏 침상 시간을 줄이려면?

구리야마 부장은 수면 회복감을 높이는 요령으로 ① 저녁부터 밤사이에는 부교감신경을 우위로 만들 것, ② 생체 시계를 조절할 것, ③ 잠이 오지 않는다고 조급해 하지 말 것, 이 세 가지를 꼽습니다. 특히 고령자의 침상 시간을 줄이기 위해서는 세 번째의 '잠이 오지 않는다고 조급해 하지 않기'를 의식하는 것이 좋습니다.

이불 속에 들어가도 좀처럼 잠이 안 올 때 '꼭 자야 한다'며 조바심을 내면 오히려 잠은 더 멀어집니다. "잠을 자기 위해서는 부교감신경이 활성화되어야 하는데 억지로 자려고 애를 쓰면 오히려 교감신경이 활성화되기 때문입니다"라고 구리야마 부장은 설명합니다.

수면 회복감을 높이려면 잠을 못 잔다고 불안해 해서는 안 됩니다. 좀처럼 잠이 오지 않을 때는 '졸릴 때 자면 돼'라는 느긋한 마음으로 일단 이불 밖으로 나오는 게 낫습니다.

이불 속에서 걱정하며 보내는 시간을 줄이려면 취침 시각을 엄격하게 정하지 말고 졸음이 올 때까지는 잠자리에 들지 마세요. 그러면 침상 시간을 줄일 수 있습니다.

교수님! 제 고민 좀 들어주세요!

"저의 경우는 어떻게 하면 좋을까요?"

수면에 대한 고민은 사람마다 제각각이며, 서로 다른 사정과 문제를 안고 있습니다. 이런 고민에 대해 수면 의학 전문가인 일본 아키타대학교 대학원 의학계 연구과 정신과학 강좌 교수 미시마 가즈오 선생이 답변해 드립니다. (질문자: 이토 가즈히로)

Q

'수면 골든 타임'에 잠자리에 들 수가 없습니다

흔히 '수면 골든 타임'은 밤 10시부터 새벽 2시라고들 하는데, 저는 퇴근이 늦어서 늘 새벽 1시가 넘어서야 잠이 듭니다. 골든 타임에 못 자면 수면의 질이 떨어지나요? (47세 여성)

— '수면 골든 타임' 이것 역시 수면에 관한 흔한 오해 중 하나일 것 같은데 어떤가요?

미시마: 맞습니다. 예전에 많은 매체에서 이런 표현을 쓴 탓에 지금도 오해하는 사람들이 많은 것 같아요. **수면 골든 타임은 결국 성장 호르몬이 분비되는 시간대를 의미합니다.**

성장 호르몬은 뼈와 근육의 성장을 돕고 세포 복구와 단백질 합성에 관여하는 중요한 호르몬입니다.

— 그럼 그 분비 시간대가 꼭 '밤 10시에서 새벽 2시' 사이는 아니라는 말씀인가요?

미시마: 네, 성장 호르몬은 서파 수면일 때 분비되므로 **잠들고 첫 3시간 동안에 집중적으로 분비됩니다.**

보통 밤 11시나 12시쯤에 잠드는 경우가 많으니까 그 시간대가 딱 새벽 2시쯤이 된다는 것이죠. 성장 호르몬 분비에 필요한 건 서파 수면이지, 특정 시간대가 아닙니다.

예를 들어, 새벽 3시에 잠든다면 성장 호르몬이 분비되는 새벽 3시부터 6시까지가 그 사람의 골든 타임이 됩니다.

A

수면 골든 타임이란 성장 호르몬이 분비되는 시간대를 말합니다. 잠들고 3시간 이내에 나타나는 서파 수면 단계에서 성장 호르몬이 분비되고 세포 복구가 이루어집니다. 취침 시각이 몇 시든 상관없이 성장 호르몬은 분비되므로 꼭 '밤 10시에서 새벽 2시'에 얽매일 필요는 없습니다.

Q

야간 근무를 하면서도
푹 잘 수 있는 방법이 있을까요?

술을 끊었더니 불면증이 생겼습니다. 야간 근무를 하고 있어서 생활 리듬도 불규칙한데 푹 잘 수 있는 비결을 알려주세요. (48세 남성)

— 술을 마시면 '잠이 잘 온다'라는 사람이 많습니다.

미시마: 그렇죠. 술을 마시면 일시적으로 졸음이 오는 건 사실입니다. 하지만 술은 수면의 질을 떨어뜨리고 알

코올 중독의 위험을 높이므로 수면제 대신으로 마시는 건 좋지 않습니다. 평소 술의 힘을 빌려 자던 사람이 갑자기 끊으면 금단 증상으로 처음엔 잠들기 힘들 수 있습니다. 하지만 불면증 같은 특별한 문제가 없다면 2~3주 안에 수면은 원래대로 회복됩니다. 그 기간이 지나도 못 잔다면 치료가 필요할 수도 있습니다.

— 이분은 야간 근무를 하신다고 합니다. 밤에 일하는 직종인지, 가끔 야간 근무를 하는 건지, 3교대로 요일에 따라 바뀌는지, 질문만 봐서는 알 수가 없지만, 야간 근무로 수면 리듬이 무너지는 건 확실하죠?

미시마: 네, 야간 근무는 수면 건강에 있어 큰 문제입니다. 그런데 **사실 뾰족한 해결책은 없습니다.** 야간 근무자는 생활 습관병이나 암의 발병률이 높다는 사실도 밝혀졌습니다. 특히 3교대는 생활 리듬이 불규칙해지기 때문에 숙면을 취하기가 정말 어렵습니다.

기본은 주간 근무이면서 한 달에 몇 번씩만 가끔 야간 근무를 하는 경우라면 근무를 마치고 돌아온 낮 동안에 너무 오래 자지 않는 게 비결입니다. 피곤해서 오래 자고 싶겠지만 낮에 너무 오래 자버리면 생체 시계의 리듬 깨지면서 다음 날부터 악영향을 줍니다. 리듬이 유지될 수 있도록 낮에는 2~3시간 정도로 가볍게 눈만 붙이고 그날 밤에는 일찍 잠자리에 드는 것이 좋습니다.

A

야간 근무에 확실한 대책은 없지만, 가끔 야간 근무를 하는 경우라면 생체 시계의 리듬이 깨지지 않도록 그날 낮잠은 짧게 자고 밤에 일찍 자는 것이 좋습니다.

Q

잠든 지 3시간 만에 깨서 잠을 제대로 못 자요

잠든 후 3시간 정도 지나면 깨버리고 그때부터 아침까지 몇 번씩 깨서 푹 자지를 못합니다. 운동으로 몸을 조금 피곤하게 만들어도 잠자는 건 똑같습니다. 그래서인지 낮이나 초저녁에 너무 졸릴 때가 있어요. 건강기능식품도 먹어봤지만, 효과가 없습니다. 병원에 가서 진찰을 받아봐야 할까요? (63세 여성)

— 중장년 이후에 중도 각성으로 힘들어하는 분들이 많은 것 같
습니다.

미시마: 젊은 층의 불면증은 잠들기가 어려운 '입면 장
애'가 많고, 반대로 50대 이후에는 자다 깨는 '중도 각
성'과 너무 일찍 깨는 '조기 각성'으로 고생하는 분들이
많아집니다. 이분처럼 3시간이면 그래도 나은 편이고,
1시간 반 만에 깨버리는 사람도 있습니다.

중도 각성과 조기 각성으로 고생하는 중장년층 중에
는 수면 습관이 잘못된 사람들이 많습니다. 이른바 '일
찍 자기, 오래 누워 있기, 낮잠 자기', 이 세 가지입니다.
이 세 가지만 안 해도 중도 각성이 나아질 수 있습니다.

중도 각성을 일으키는 세 가지 수면 습관

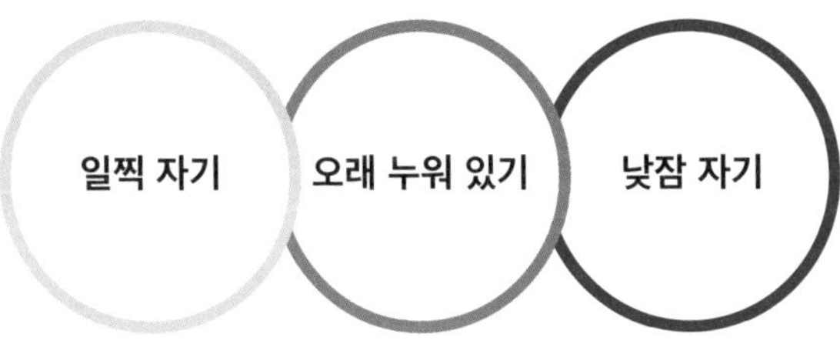

— 일찍 자기, 오래 누워 있기, 낮잠 자기, 각각에 대해서 설명해
주세요.

미시마: 먼저 '일찍 자기'부터 설명하죠. 일찍 자면 당연
히 일찍 깨게 됩니다. 나이가 들면 필요한 수면 시간도

짧아집니다. 밤 9시나 10시에 일찌감치 잠자리에 들면 새벽에 잠이 깨는 건 이상한 게 아닙니다. 더 늦게 일어나고 싶으면 억지로라도 밤 11시까지는 버티도록 노력해야 합니다.

이어서 '**오래 누워 있기**'는 잠이 안 오는데도 이불 속에서 깬 채로 오래 누워 있는 것을 말합니다. 과거에는 '누워만 있어도 몸이 회복된다'라고들 믿었지만, 현대 수면 의학에서는 이를 완전히 부정합니다. 오히려 잠 못 드는 경험만 반복되면서 불면증만 나빠질 뿐입니다. 잠이 안 올 때는 뒤척이지 말고 과감히 침대에서 나오는 것이 낫습니다.

'**낮잠 자기**'는 20~30분 이내의 짧은 낮잠이라면 나쁘지 않습니다. 하지만 그 이상의 낮잠은 서파 수면(깊은 논렘수면)에 빠지게 되어 밤의 서파 수면을 대폭 줄이기 때문에 수면의 질이 나빠집니다. 양질의 수면은 필요한 렘수면과 논렘수면이 제대로 이루어지고 잠에서 깼을 때 개운한 상태를 말합니다. 낮잠은 자는 시각이 늦어질수록 밤 수면에 영향을 미칩니다. 따라서 **낮잠을 잔다면 가급적 오후 3시 전까지, 알람을 설정하고 20~30분만 주무시길 바랍니다.**

나이가 들면서 중도 각성이나 조기 각성이 늘어나는

건 일종의 노화 현상입니다. 하지만 불면증 수준이라면 치료가 필요합니다. 치료의 기준은 '**낮 동안의 컨디션 난조**'입니다. 밤에 불면이 있을 뿐만 아니라 낮 동안 심한 졸음이나 피로감이 주 3일 이상 있고 그 상태가 3개월 이상 계속될 경우 만성 불면증으로 진단됩니다. 만약 중도 각성이 몇 번씩 있더라도 낮 동안 활동에 큰 지장이 없으면 크게 걱정하지 않으셔도 됩니다.

— 이분은 '낮이나 초저녁에 너무 졸릴 때가 있다'라고 하셨으니, 낮 활동에 좀 지장이 있다고 볼 수 있겠네요.

미시마: 그러네요. 수면에 문제가 있을 가능성도 있으니 한 번쯤 진찰을 받아보시는 것도 나쁘지 않을 듯합니다. 주치의가 있으면 먼저 주치의에게 진찰을 받으시고, 없다면 정신과, 뇌신경내과, 수면 전문 클리닉을 방문하시길 바랍니다.

A

50대 이후로는 '중도 각성'과 '조기 각성'이 늘어납니다. 낮 동안 특별히 불편함이 없다면 크게 걱정하지 않아도 됩니다. 그러나 '낮에 졸림', '몸이 무거움'과 같은 불편한 증상이 있다면 진찰을 받아보는 것이 좋습니다. 정신건강의학과, 뇌신경내과, 수면 전문 클리닉을 방문해 진료를 받아보시길 바랍니다.

Q

중도 각성, 조기 각성에 야간 빈뇨로 힘들어요

밤 10시쯤 잠자리에 들면 새벽 1시쯤에 잠이 깹니다. 그때부터 제대로 못 자고 뒤척이다가 새벽 4시 반쯤에는 완전히 눈이 떠집니다. 밤에 화장실도 두 번 정도 가는데 낮에 너무 졸려서 괴롭습니다. (69세 남성)

— 밤 10시부터 4시 반까지 쭉 잔다면 사실 6시간 정도 자는 건데, 실제로는 그렇지 못하신 것 같네요. 앞의 사례처럼 3시간 만에 한 번 깨버리면 그 후로 잘 못 주무신답니다. 중도 각성, 조기 각성, 여기에 야간 빈뇨까지 겹친 상황이네요.

미시마: 야간 빈뇨는 잠이 깬 김에 화장실에 가는 것인지, 아니면 정말 방광에 소변이 차서 깨는 것인지 구별이 어려운 측면이 있긴 합니다. 어쨌든 나이가 들면 확실히 야간 빈뇨가 늘어나는 건 분명합니다.

예전에 일본에서 실시된 대규모 조사에 따르면 남성의 경우 60대의 약 80%, 70대의 약 90%, 80대 이후의 거의 모든 사람이 밤에 한 번은 화장실 때문에 일어난다고 합니다.[3] 고령이 되면 잠에서 깨는 각성 역치가 낮아져 아주 작은 자극에도 쉽게 깨는 데다가 방광의 유연성이 떨어져 소변을 저장하는 능력이 저하되는 것이 큰 원인입니다.

— 어르신들은 화장실을 두 번 이상 가는 경우가 꽤 흔하죠?

미시마: 그럼요. 노화와 함께 **과민성 방광이나 전립선 비대증** 같은 질환이 있으면 자다가 화장실을 여러 번 찾게 됩니다. 과민성 방광은 방광이 예민해져서 소변이 충분히 차지 않았는데도 수축하는 질환이며, 전립선 비대증은 남성의 고유 기관인 전립선이 커져서 요도를 압박해 배뇨장애를 일으키는 질환입니다. 당뇨병도 소변량이 많아지므로 야간 빈뇨가 생깁니다.

— 야간 빈뇨를 줄이려면 어떻게 해야 하나요?

미시마: 개인이 할 수 있는 일은 우선 취침 전 수분을 너무 많이 섭취하지 않는 것입니다. 알코올이나 카페인은 이뇨 작용이 있어서 소변량을 늘리므로 삼가는 것이 좋

습니다. 소금을 과다 섭취하는 것도 좋지 않습니다. 종 아리에 수분이 정체되어 이것이 야뇨가 됩니다. 이를 방지하려면 저녁 시간에 산책이나 스쿼트 같은 가벼운 하체 운동을 하는 것이 도움이 됩니다.

— 운동으로 혈액 순환을 개선해서 수분을 배출하는군요.

미시마: 그렇습니다. 다만 야간 빈뇨는 단순한 노화 현상이 아니라 과민성 방광이나 전립선 비대증 혹은 그 외의 다른 비뇨기과 질환이 원인일 수도 있습니다. 만약 증상이 신경 쓰인다면 한 번쯤 비뇨기과를 방문해서 진료를 받아보시길 바랍니다.

A

나이가 들면 아주 작은 자극에도 잠이 깨기 쉬워지고 방광 기능이 떨어져 밤중에 화장실을 가는 횟수가 늘어납니다. 야간 빈뇨를 줄이려면 알코올이나 카페인 섭취를 피하고 저녁에 가벼운 운동을 하는 것이 효과적입니다. 단순히 노화가 아닌 방광이나 전립선 자체에 문제가 있을 가능성도 있습니다. 만약 증상이 염려된다면 비뇨기과를 방문해 진료를 받아보는 것이 좋습니다.

수면 문제, 어떻게 해결할까?

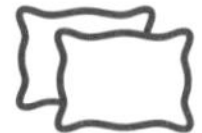

자다 깨서 화장실로…
'야간 빈뇨'의 3대 원인

—

일본 사쿠라쥬지 병원 상급 고문·비뇨기과 과장
요시다 마사키

🛏 야간 빈뇨는 나이 듦에 따라 우상향으로 증가

나이가 들면 밤에 잠자리에 들고 나서 아침까지 깨지 않고 쭉 자는 것이 좀처럼 어려워집니다. 밤중에 잠에서 깨버리는 '중도 각성'으로 괴로워하는 사람들도 많습니다. 이러한 중도 각성의 원인 중 하나가 화장실에 가기 위해 일어나는 것, 즉 '야간 빈뇨' 입니다.

야간 빈뇨란 '취침부터 기상 사이에 1회 이상 화장실을 가기 위해 일어나는 것'으로 정의됩니다. 즉, 한 번이라도 화장실 때문에 일어난다면 밤의 빈뇨인 셈입니다.

야간 빈뇨 자체는 결코 드문 일이 아닙니다. 40대에는 50%,

50대에는 60%, 60대에는 70%, 70대 이상은 80%로 나이와 함께 우상향으로 늘어납니다.

고령이 되면 2회 이상 화장실 때문에 깨는 사람도 많아져서, 60대에서는 남성의 40%와 여성의 20%, 70대에서는 남성의 50%와 여성의 30%가 밤중에 2회 이상 화장실에 가기 위해 일어납니다.[1]

일본 사쿠라쥬지 병원 상급 고문이자 비뇨기과 과장으로 '야간 빈뇨 진료 가이드라인 [제2판]' 제작 위원장을 역임한 요시다 마사키 과장은 다음과 같이 말합니다.

"고령이 되면 대부분이 밤중에 화장실에 가게 되는데, 한 번 정도면 그럭저럭 견딜 만하죠. 그런데 두 번 이상이 되면 삶의 질(QOL)에 영향을 미치기 시작한다는 연구 결과가 있습니다. 세 번 이상이면 여러모로 문제가 생기면서 수면에 영향을 주기 시작합니다. 세 번 일어나도 본인이 괜찮다면 치료 대상이 되지 않습니다. 치료를 고려하는 기준은 일어나는 횟수보다는 **불편함의 호소 여부**'입니다." (요시다 과장)

야간 빈뇨는 수명을 단축할 가능성도 있다고 합니다. 일본 도호쿠대학교가 70~97세의 784명을 5년간 추적 조사한 연구에 따르면 하룻밤에 2회 이상 화장실에 갔던 사람들은 일어나는 횟수가 1회 이하인 사람들에 비해 사망률이 1.91배로 약 2배 가까이 높았습니다.[2]

"'잠들고 나서 맨 처음 잠이 깰 때까지의 시간'을 HUS(=Hours

of Undisturbed Sleep)라고 하는데, **HUS가 3시간 이상이면 그럭 저럭 잠을 잔 것으로, 이후 중도 각성이 있더라도 다음 날 피로를 덜 느낀다고 합니다**"라고 요시다 과장은 지적합니다.

첫 3시간은 수면이 가장 깊어지는 시간대로, 성장 호르몬이 분비됩니다. 이때 손상된 세포가 복구되고 피로가 해소됩니다.

🛏️ 나이가 들면 수면 중 만들어지는 소변량이 증가

야간 빈뇨의 원인은 크게 **'야간 다뇨', '소변 저장 기능 이상', '수면 장애'**의 세 가지로 나뉩니다. 각각 어떤 것인지 설명하겠습니다.

첫 번째 **야간 다뇨**란, 말 그대로 **'야간의 소변량'**이 늘어가는 것

야간 빈뇨의 3대 원인

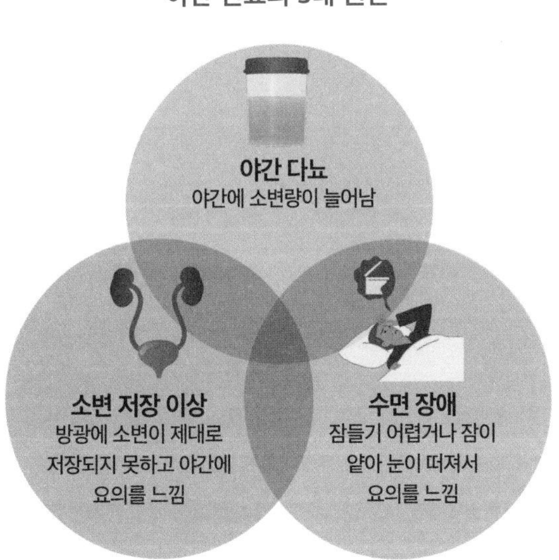

을 말합니다. 정확하게는 하루 배뇨량의 33%를 초과하는 소변이 야간(취침부터 기상 직후까지)에 배출되는 것을 말합니다.

야간 다뇨를 진단하려면 배뇨 일지를 기록해서 몇 시에 소변이 얼마나 나왔는지를 기록해야 합니다. 요시다 과장은 "야간의 1회 배뇨량이 주간 배뇨량과 같거나 그 이상인 경우, 또는 **저녁에 다리가 붓는 사람**은 야간 다뇨일 가능성이 큽니다"라고 말합니다.

고령이 되면 야간 다뇨가 되기 쉽습니다. 요시다 과장은 그 이유 중 하나로 '항이뇨호르몬의 감소'를 꼽습니다. 항이뇨호르몬은 야간에 많이 분비되어 소변량을 감소시켜 요의(소변이 마려운 느낌) 때문에 잠이 깨는 것을 막는 역할을 합니다. 그런데 나이가 들면 이 호르몬의 분비가 줄어들게 됩니다.

또 나이가 들면 하반신 근력이 약해지면서 혈액 순환이 나빠지는 것도 야간 다뇨를 일으키는 원인입니다.

하반신 근육은 동맥을 통해 흘러들어온 혈액을 다시 심장 쪽으로 되돌려보내는 펌프 역할을 합니다. 그런데 하반신 근력이 떨어지면 혈액을 되돌리는 힘이 약해지면서 혈액 순환이 나빠집니다.

"혈액 순환이 나빠지면, **하반신 혈관에서 수분이 빠져나와 다리가 붓습니다.** 그 상태로 밤에 누우면 밖으로 빠져나갔던 수분이 혈관으로 다시 들어갑니다. 혈액 중에 늘어난 수분을 감소시키기 위해 소변이 만들어지는 것이죠." (요시다 과장)

🛏 생활 습관병이 야간 빈뇨를 일으킨다

고혈압이나 당뇨병 같은 생활 습관병 역시 야간 다뇨를 일으킵니다. 혈중 나트륨 농도는 일정 수준으로 유지되어야 하므로 소금 섭취량이 많아지면 소변으로 염분이 배출됩니다. 짠 음식을 즐겨 먹는 사람에게 흔한 염분 축적형 고혈압의 경우, 낮 동안의 소변만으로는 염분 배출이 충분하지 않으므로 야간에도 다량의 소변을 만들게 됩니다.

당뇨병의 경우에도 혈액 속 과잉 당분을 배출하기 위해 소변량이 증가합니다. 이로 인해 탈수 상태가 되어 갈증을 느끼고 물을 더 많이 마시게 되며, 결과적으로 소변량이 더욱 늘어나게 됩니다.

심장이나 신장 기능 저하 역시 혈액 순환이 악화되면서 야간 다뇨를 일으키는 것으로 알려져 있습니다. 경증 심부전이나 신기능 장애로도 야간 다뇨가 생길 수 있다는 것입니다.

"심부전 진단에 이용되는 검사 중 'BNP(Brain Natriuretic Peptide, 뇌나트륨이뇨펩티드)'라는 호르몬 측정이 있습니다. 이 수치가 높으면 심장에 부하가 걸려 있다는 것을 의미하는데, BNP가 100pg/dL 이상이면서 야간 빈뇨가 있을 경우 순환기내과 전문의 진찰을 권고하는 가이드라인 지침이 있습니다." (요시다 과장)

🛏 밤에 2회 이상 화장실 가는 사람의 30%가 과민성 방광

두 번째로 **소변 저장 장애**란 방광이나 요로의 기능 저하에 따라 방광에 소변을 다량으로 저장할 수 없게 되는 것을 말합니다. 주요 원인으로 남성의 **전립선 비대증**과 남녀 모두에게 나타나는 **과민성 방광**이 있습니다.

전립선이란 방광 바로 아래에 요도를 둘러싸고 있는 남성 고유의 장기를 말합니다. 40대 이후에 전립선이 커지는 질환이 전립선 비대증입니다. 나이가 들수록 환자가 늘어나며 60대의 60%, 80대의 90%에 이르는 남성들에서 전립선 비대가 관찰됩니다. 비대해진 전립선이 요도를 압박하므로 빈뇨, 소변 줄기의 약화, 잔뇨감과 같은 증상들이 나타나며 야간 빈뇨도 그중 히나입니다.

한편 과민성 방광이란 방광이 과민해진 상태로, 소변이 약간만 차도 방광이 수축하면서 소변이 마려워져 화장실을 자주 가게 됩니다.

18~79세 남녀를 대상으로 한 핀란드 연구에 따르면 과민성 방광이 있는 남성의 56%와 여성의 40%에서 밤에 2회 이상의 야간 빈뇨가 있었습니다. 또 밤에 2회 이상 화장실로 잠이 깨는 사람의 31%가 과민성 방광인 것으로 나타났습니다.[3]

"전립선 비대증이나 과민성 방광이 원인이면 약물치료와 생활지도에 따라 개선되는 경우가 많습니다. 간혹 약이 잘 듣지 않는 경우도 있는데, 이때는 생활지도 중심으로 치료 방향을 잡습니다." (요시다 과장)

🛏 수면이 얕아지는 질환이면 화장실 가는 횟수가 늘어난다

세 번째는 수면 장애인데, **수면 장애**에는 수면 중에 종종 호흡이 멈추는 **수면무호흡증**, 다리에 불쾌감을 느끼는 **하지불안증후군**, 수면 중 팔다리가 제멋대로 움직이는 **주기성 사지 운동 장애**, **불면증** 등이 있습니다.

어느 경우든 수면이 얕아져서 중도 각성이 잘 일어납니다. 깊게 자면 무시할 수 있을 정도의 가벼운 요의에도 잠이 깨버려 겸사겸사 화장실에 가게 됩니다. 즉, '화장실 때문에 잠이 깨는' 것이 아니라 '잠이 깼기 때문에 화장실에 가는' 유형의 야간 빈뇨입니다.

"이 경우는 수면 전문의를 소개하기도 합니다. 수면무호흡증은 **지속적 양압기**로 개선되는 경우가 많아서, 야간 빈뇨도 함께 치료되기도 합니다." (요시다 과장)

🛏 수분 과다 섭취가 원인인 경우도 많아

최근에는 열사병, 일사병 같은 온열 질환이나 탈수를 우려해 틈틈이 수분을 섭취하는 사람이 많습니다. 물을 마시는 것은 물론 중요하지만, 모든 것은 지나치면 부족한 것과 같은 법입니다. 수분의 과다 섭취는 당연히 소변량 증가로 이어지므로 주의해야 합니다.

"배뇨량은 수분 섭취량과 대략 엇비슷합니다. 즉, 하루 배뇨량이 2,000mL면 하루 2L 정도 물을 마시고 있는 것이죠. 여름은 온열 질환을 예방해야 하므로 그 정도 섭취해도 문제가 없지만, 땀이 잘 안 나는 계절에는 그렇게 마실 필요가 없습니다." (요시다 과장)

요시다 과장에 따르면 하루 물 섭취 권장량은 '**몸무게(kg) × 20~25mL**'입니다. 몸무게가 60kg인 사람이라면 1,200~1,500mL 정도입니다.

하루 물 섭취 권장량
몸무게(kg) × 20~25mL

몸무게 50kg인 사람 → 1,000~1,250mL
몸무게 60kg인 사람 → 1,200~1,500mL
몸무게 70kg인 사람 → 1,400~1,750mL

자기 전에 마시는 술, 이른바 **'잠술'**도 좋지 않습니다. 자기 전에 수분을 과다 섭취하면 당연히 야간 빈뇨로 이어질 뿐만 아니라, 알코올에는 이뇨 작용도 있습니다.

"고령자의 1회 배뇨량은 200~250mL 정도입니다. 자기 전에 350mL 맥주캔을 마시면 그 분량만큼 한 번은 화장실에 가게 되는 것이죠"라고 요시다 과장은 설명합니다.

염분의 과다 섭취는 혈압을 상승시킬 뿐만 아니라 갈증을 일으키므로 수분 섭취량을 증가시킵니다. 요시다 과장은 "편의점 음식을 짜다고 못 느끼는 사람은 이미 짠맛에 익숙해져 있어서 그만큼 염분을 과다 섭취하고 있을 가능성이 있습니다"라고 말합니다. 외식이 잦은 편이면 간이 센 음식에 길들어지기 쉽습니다. 야간 빈뇨로 힘들다면 가능한 한 싱겁게 먹도록 노력하는 것이 좋습니다. 염분의 과다 섭취는 신장에도 부담을 주기 때문입니다.

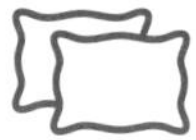

전문가가 추천하는
야간 빈뇨 개선 운동

—

일본 사쿠라쥬지 병원 상급 고문·비뇨기과 과장
요시다 마사키

고통스러운 '야간 빈뇨'는 자가관리로 개선 가능

앞서 설명했듯이 야간 빈뇨의 원인은 '야간 다뇨', '소변 저장 기능장애', '수면 장애', 이 세 가지입니다. 간략하게 복습하자면 먼저 야간 다뇨란 말 그대로 야간 소변량이 증가하는 것입니다. 정확하게는 하루 배뇨량의 33%를 넘는 양이 야간(취침부터 기상 직후까지)에 배출되는 것을 말합니다. 나이가 들면 야간 다뇨가 잘 생깁니다. 수면 중의 요의를 억제하는 항이뇨호르몬의 분비가 저하되고 심장 기능과 근력이 떨어짐에 따라 혈액 순환이 나빠지므로 야간 소변량이 증가하기 때문입니다.

소변 저장 기능장애는 남성의 전립선 비대증이나 남녀 모두에게 나타나는 과민성 방광 등의 질환 때문에 방광이 소변을 충분히 저장하지 못하게 되는 것을 말합니다. 야간 빈뇨를 일으키는 **수면 장애**에는 수면무호흡증, 하지불안증후군, 주기성 사지 운동 장애, 불면증 등이 있습니다.

이러한 야간 빈뇨의 원인 중에서 가장 많은 부분을 차지하는 것은 야간 다뇨입니다. 소변 저장 기능장애나 수면 장애 등의 기저질환이 있는 경우는 병원을 방문해 원인 질환을 치료해야 합니다. 한편으로 요시다 과장은 "**야간 다뇨는 자가관리로 개선되는 경우도 많기 때문**에 병원에서도 치료에 앞서 먼저 권하기도 합니다"라고 말합니다.

그렇다면 구체적으로 어떻게 해야 고통스러운 야간 빈뇨를 개선할 수 있을까요?

🛏 취침 4~5시간 전까지 '다리 부기'를 뺀다

야간 다뇨의 진단에서는 '**배뇨 기록**'을 꼼꼼히 기록해서 몇 시에 얼마큼 소변이 나왔는지를 조사할 필요가 있습니다. 요시다 과장은 "야간의 1회 배뇨량이 주간과 똑같거나 그 이상인 사람, 그리고 **저녁이 되면 다리가 붓는 사람은 야간 다뇨일 가능성이 큽니다**"라고 말합니다.

노화와 운동 부족으로 혈액 순환이 나빠지면 하반신 혈관에서 수분이 빠져나와 세포 사이 정체되면서 저녁이 되면 다리가 붓기 시작합니다. 다리 부종을 확인하는 방법은 정강이 부위를 손가락으로 꾹 눌렀다가 뗄 때 자국이 남아 있으면 부종이 있다고 볼 수 있습니다.

만약 그 상태로 취침하게 되면 혈관 밖에 있던 수분이 다시 혈관 안으로 들어갑니다. 그러면 혈액 속의 늘어난 수분을 감소시키기 위해 야간에 대량의 소변이 만들어지게 됩니다.

"섭취한 수분이 소변으로 배출되기까지는 4~5시간 소요됩니다. 즉, **취침하기 4~5시간 전까지 다리 부기를 빼서** 고여 있던 수분을 혈관으로 되돌리면 밤중에 만들어지는 소변량을 줄일 수 있습니다." (요시다 과장)

다리 부기를 빼려면 어떻게 해야 할까요? 요시다 과장은 '**걷기**', '**다리 들기**', '**압박 스타킹**' 등이 효과적이라고 말합니다. 하나씩 설명해보겠습니다.

🛏 핵심은 종아리의 원활한 혈액 순환

부종을 해소하기 위해서는 부종이 생기는 종아리 혈류를 원활하게 하는 것이 중요합니다. 이때 운동이 효과적입니다. 스쿼트 등의 근력 운동도 나쁘지 않지만, **종아리 근육을 움직이는 데 부담 없이 할 수 있는 걷기가 좋습니다.**

걷기를 하는 시간대는 **취침하기 4~5시간 전**을 추천합니다. 밤 11시에 취침을 한다면 저녁 6시부터 7시 사이에 약 30분 정도가 적당합니다. 보폭을 크게 하고 의식적으로 평소보다 빨리 걸으면 종아리 근육이 제대로 움직여져서 혈액 순환이 촉진됩니다.

걷기 어려운 날에는 **다리 들기**를 합니다. 바로 누워서 높이 10~50cm의 쿠션이나 방석 위에 다리를 올리고 그대로 30분간 유지합니다. **다리를 높이 올리면 혈관 밖으로 빠져나간 수분이 혈관으로 다시 들어가면서 부기가 빠집니다.** 시간대는 역시 취침하기 4~5시간 전이 가장 좋습니다.

이때 주의해야 할 점은 누운 채 그대로 잠들어버리는 것입니다. 초저녁에 자면 밤 수면이 얕아져서 잠들기 어려워지거나 도중에 잘 깰 수 있습니다. 다리를 올릴 때는 책을 읽거나 스마트폰을 보면서 졸지 않도록 주의해야 합니다.

🛏 특수 스타킹 신기

의료용 탄력 스타킹은 일반 스타킹보다 탄력이 강한 특수 스타킹입니다. 무릎 아래부터 발목까지 단계적으로 압력이 강해지도록 제작되었기 때문에 혈액이 아래에서 위로 원활하게 올라가도록 도와 다리 부기를 예방하는 효과가 있습니다.

의료용 제품은 병원이나 약국, 의료기기 판매점 등에서 구매할 수 있습니다. 한편, 일반 매장에서 판매하는 미용 목적의 압박 스타킹도 있는데, **'부종 예방', '혈액 순환 개선'** 등의 기능성이 명시된 제품을 선택하는 것이 좋습니다. 요시다 과장은 "발가락이나 발등 부분이 뚫린 형태도 있지만, 발등에도 수분이 고이므로 일반 양말처럼 발끝까지 덮인 타입이 좋습니다"라고 조언합니다.

압박이 너무 강하면 오히려 혈액 순환을 방해하므로, 너무 조이는 느낌이 들면 압력이 약한 것으로 바꾸거나 착용 시간을 줄입니다. 단, 취침 시나 운동, 다리 들기를 할 때는 조이지 않는 것이 좋으므로 잊지 말고 벗도록 합시다.

🛏 경증이면 과민성 방광도 자가관리로 가능

과민성 방광 등의 신벽 저장 기능장애는 약물치료가 기본이지만 **심하지 않은 과민성 방광**이라면 자가관리로 개선되기도 합니다. 과민성 방광이란 방광이 과민해져서 소량의 소변으로도 수축해 강한 요의를 느끼는 상태를 말합니다. 낮에 8회 이상 화장실을 가고, 1회 배뇨량이 적고, 참을 수 없는 급한 요의를 강하게 느낀다면 과민성 방광일 가능성이 높습니다. 매우 흔한 질환으로 40세 이상의 13.8%가 겪는다고 합니다.[1]

과민성 방광에 효과가 좋은 자가관리로는 **'골반저근 운동'**과 **'방광 훈련'**이 잘 알려졌습니다.

요도 주위에 있는 요도괄약근은 항문을 조이는 항문괄약근과 연결되어 있습니다. 따라서 항문을 조이면 요도도 동시에 수축합니다. 이 근육들을 골반저근이라고 합니다.

구체적인 골반저근 운동 강화 방법은 눕거나 앉거나 서 있는 상태에서 **항문을 5초간 꽉 조이기만 하면** 됩니다. 그러면 저절로 요도도 조여지면서 골반저근이 강화됩니다. 1세트당 10회로, 하루 3~5세트가 기본입니다. 골반저근이 강화되면 요실금이 줄어드는데, 과민성 방광도 함께 개선되는 경우가 많습니다.

방광훈련은 더 간단합니다. 핵심은 요의를 너무 의식하지 않는 것입니다. '첫 번째 요의'를 느꼈을 때 일부러 다른 일에 의식을 돌려 요의를 무시하는 것입니다. 집이나 회사처럼 언제든지 화장실을 갈 수 있는 상태에서 **첫 요의를 3분 동안만 참습니다.** 익숙해지면 5분, 10분, 20분 식으로 점차 시간을 늘려갑니다. 요의를 느낄 때마다 바로 화장실에 가면 방광이 예민하게 수축하면서 빈뇨 증상이 심해집니다.

🛏 수분과 염분 과다 섭취를 조심

요시다 과장에 따르면 "야간 다뇨의 자가관리에서 중요한 것은 운동 외에 **수분·염분의 제한**"이라고 합니다. 이어서 수분·염분의 제한에 대해 설명하겠습니다.

앞서 언급했듯이 하루 마시는 물의 권장량은 **'몸무게(kg)× 20~25mL'**입니다. 몸무게가 70kg인 경우에도 1,400~1,750mL 이므로 하루에 2L까지 마실 필요는 없습니다. 물론 탈수는 피해야겠지만 필요 이상의 물을 마신다면 소변량만 증가할 뿐입니다.

'야간 빈뇨 진료 가이드라인 [제2판]'에서도 '과도한 수분 섭취가 혈액을 묽게 해 뇌경색이나 허혈성 심질환을 예방한다는 의학적 증거는 없다'라고 명시하고 있습니다.

알코올의 이뇨 작용은 유명하지만, **카페인에도 이뇨 작용이 있습니다.** 해가 떨어지면 커피, 홍차, 녹차는 피하는 것이 좋습니다. 꼭 차를 마셔야 한다면 카페인이 없는 루이보스티나 디카페인 커피를 마시도록 합시다.

채소나 과일에는 수분이 풍부할 뿐만 아니라, 함유된 칼륨에도 이뇨 작용이 있습니다. 칼륨은 혈압을 떨어뜨리는 작용이 있는 주요 미네랄이지만, 저녁에 채소나 과일을 많이 먹으면 야간 빈뇨를 일으키기 쉽습니다.

세계적으로 건강 식단으로 유명한 '일식'의 유일한 단점은 바로 염분이 많다는 것입니다. 알려진 대로 염분을 과다 섭취하면 혈압을 상승시키고, **갈증을 유발해 물의 섭취량을 증가시킵니다.** 고혈압 환자는 야간 다뇨가 생기기 쉽다는 사실도 밝혀졌습니다.

'일본인 식사 섭취기준(2020년 판)'에 따르면 하루 소금 섭취 권장량은 성인 남성이 7.5g 미만, 성인 여성은 6.5g 미만입니다. 이는 건강한 성인의 경우이며, '고혈압 치료 가이드라인 2019'에서는 하루 6g 미만을 권장하고 있습니다. 가공식품을 구매할 때는 '나트륨 함량'을 확인하고, 라면 국물은 되도록 마시지 않는 등 염분 제한을 실천하는 것이 좋습니다.*

---

* 2019~2023년 국민건강영양조사 자료에 따르면, 대한민국 전체 국민의 나트륨 섭취량은 3000mg 안팎에서 큰 변화 없이 유지되고 있다. 세계보건기구(WHO)는 하루 소금 섭취량을 5g(나트륨 2000mg) 넘지 않도록 권장하고 있으니, WHO 권고기준보다 지속적으로 높은 수준임을 알 수 있다. 성별로는 남성이 여성보다 더 많은 나트륨을 섭취하는 경향을 보였다. _출처: 질병관리청 국가건강포털

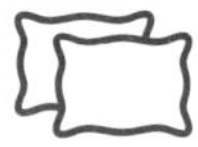

불안해서 잠이 안 온다면 '차라리 자지 않기'를 선택하라

—

일본 고바야시 정형외과 클리닉 원장
고바야시 게이조

🛏 여러 연령층에서 나타나는 '입면 장애'의 원인

불면증(수면 장애)에는 잠들기가 어렵고 잠들기까지 시간이 걸리는 '입면 장애', 밤중에 몇 번씩 눈이 떠지는 '중도 각성', 필요 이상으로 빨리 눈이 떠지는 '조기 각성', 충분히 잔 것 같은데 피곤이 안 풀리는 '숙면 장애' 등이 있습니다.

그중에서 중도 각성이나 조기 각성은 중장년 이후부터 늘어나지만, 입면 장애는 나이와 상관없이 젊은 층에서도 흔히 발생합니다.

『정형외과 의사라서 가르칠 수 있는 몸과 마음이 편안해지는

‘쾌면’ 기술』(국내 미발간)의 저자이자 수면 전문가인 일본 고바야시 정형외과 클리닉 원장인 고바야시 게이조 씨는 "**입면 장애의 원인 중 대부분은 정신적 스트레스**입니다. 다음 날 큰 행사를 앞두고 긴장과 흥분으로 잠을 설치는 경험은 누구에게나 있을 것입니다"라고 지적합니다.

프레젠테이션이나 결혼식 같은 1회성 행사는 그것이 끝나면 원래대로 잠을 잘 자게 됩니다. 하지만 일이나 인간관계로 인한 고민 등으로 스트레스를 받는 상황이 오래 계속되면 입면 장애가 만성화되기 쉽습니다.

‘자고 싶은데 못 자는 것’은 상당히 괴롭습니다. 잠들 때는 부교감신경이 항진되는데, ‘자야 한다’는 생각으로 마음이 조급해지면 교감신경이 자극되면서 더욱 잠들지 못하게 됩니다. 그런 경험이 쌓이다 보면 많은 경우 입면 장애는 더욱 악화됩니다.

"입면 장애가 심해지면 나중에는 침대 속은 **‘잠이 안 오는 장소’**로 뇌에 각인되어, 침실에 들어가면 오히려 각성이 됩니다."
(고바야시 원장)

입면 장애가 심해지면 수면 시간이 줄고 낮 동안에 꾸벅꾸벅 졸게 됩니다. 자야 할 시간과 장소에서 못 자고, 자지 말아야 할 시간과 장소에서 잠들어버리게 됩니다. 그 정도까지는 아니더라도 수면 부족은 업무 성과와 의욕을 떨어뜨리는 원인이 됩니다.

이처럼 입면 장애는 일상생활과 일에서 여러 가지 나쁜 영향을 미칩니다. 그럼 잠들기가 어려울 때는 어떻게 해야 할까요?

🛏 '잠이 안 오는 시간'이 30분을 넘으면 침대에서 나와야 한다

"침대에 눕고 **30분 이상 잠이 안 올 때는 일단 침대에서 나옵니다.** 가급적 다른 방으로 이동해서 잠이 올 때까지 기다립니다. 책을 읽거나 음악을 듣는 등 마음이 편안해지는 일을 하는 것이 좋습니다."(고바야시 원장)

예전에는 '잠이 오지 않아도 눈을 감고 누워만 있으면 몸은 쉴 수 있다'고들 했습니다. 하지만 이는 지금의 수면 의학에서는 완전히 부정되고 있습니다. 입면 장애뿐만 아니라, 침대에서 깨어 있는 시간이 길어질수록 불면증에 걸릴 위험성은 커진다고 합니다.

하지만 침실에서 나와 잠이 오기를 기다린다고 해도, 만약 끝까지 잠이 오지 않는다면 어떻게 해야 할까요?

"잠이 안 오면 억지로 자려고 하지 말고 그냥 아침까지 깨어 있으면 됩니다. 의사인 제가 이런 말씀을 드리는 건 좀 그렇지만, 하루쯤 못 잔다고 병나는 건 아닙니다."(고바야시 원장)

중요한 것은 긴장을 풀고 몸을 이완시키는 것(relax)입니다. 침실을 나와서도 '빨리 자야 하는데'라고 조바심을 내면 잠은 금세 달아나 버립니다. 그러면 애써 침대에서 나온 보람이 사라집니다. '하루쯤은 밤새도 괜찮아'와 같은 느긋한 마음으로 잠이 오기를 기다리는 것이 좋습니다.

🛏 금방 잠들기 위한 '쾌면 마인드셋' 4가지

스트레스나 고민거리 때문에 생기는 입면 장애는 **생각 바꾸기로 스트레스를 해소**하는 것이 효과적입니다. 다음은 고바야시 원장이 제안하는 '**쾌면 마인드셋**' 4가지입니다. '잠을 못 자는 이유 → 해결법'으로 정리했습니다.

❶ 실패할 것 같아서 불안하다 → '예상 밖의 일'이 일어날 수 있다고 생각한다

만사 내 뜻대로 안 된다, 생각지도 못한 우발적인 사고가 꼭 일어난다, 혹시 '이런 일이 일어나면 어떡하지?'라고 너무 걱정한 나머지 잠을 못 자는 건 아닌지요?

"차를 운전해서 목적지를 간다고 때 한 번도 신호에 안 걸릴 수는 없습니다. 타려고 생각했던 지하철이 사고로 지연될 수도 있습니다. '예상 밖의 일은 언제든 일어날 수 있다'라고 받아들이세요. 내가 대처할 수 있는 일에 대해서만 방안을 고민하고, 그 지점에서 불안의 고리를 끊어내야 합니다. 아마 많은 일본 가정에서 지진에 대비한 비상식량 등을 준비해 놓고 있을 텐데요. 지진에 대비하는 것은 중요합니다. 하지만 '내일 지진이 일어나면 어떡하지?'라고 전전긍긍 불안해 하는 건 좋지 않습니다." (고바야시 원장)

❷ 내가 혹시 실수했나? → '타인의 과제'에 개입하지 않는다

인간관계 때문에 고민하는 사람들이 많습니다. 특히 상대의 속마음을 알 수 없을 때 불안함은 더 커지기 마련입니다. '사흘째 답장이 없는 건 혹시 내가 뭔가 말실수를 했나?'라며 이불 속에서 고민을 거듭하다 보면 밤새 잠을 이루지 못할 것입니다.

"아들러 심리학에는 자기 과제와 타자의 과제를 나누어 생각하는 '과제 분리'라는 개념이 있습니다. 답장이 오지 않는 것도, 설령 상대의 기분이 상했을 가능성도 사실은 모두 상대방의 영역(과제)이지, 나의 문제가 아닙니다. 이런 고민은 그저 상대의 문제라고 냉철하게 선을 긋고 더 이상 깊게 생각하지 않는 것이 좋습니다." (고바야시 원장)

상대는 그저 다른 고민이 있거나, 일이 너무 바빠서 답장을 못 하는 것일 수도 있습니다. 즉, 내 책임이 아닐 수도 있다는 것이죠. 설령 정말로 나를 싫어해서 그런 것이라 해도, 그 원인을 모른다면 아무리 고민해봤자 의미가 없습니다. 타인의 과제에 개입하지 말고 오직 내가 할 수 있는 나의 과제에만 집중하시길 바랍니다.

❸ 결정해야만 한다 → 밤에는 '중대한 결정'은 내리지 않는다

'내일까지 ○○을 결정해야만 해.' 밤에 자기 전 이런 중대한 결정을 내리는 것은 피하는 것이 좋습니다. 생각의 늪에 빠져 수면 시간만 깎아 먹기만 할 뿐, 설령 결정을 내려도 그 결론을 확신하기 어려운 경우가 많기 때문입니다.

"걱정거리나 중요한 결정을 밤에 생각하는 건 별로 좋지 않습니다. 피곤한 뇌로 밤에 고민하기보다는 일단 충분히 자고 나서 아침에 생각하는 것이 좋습니다. 본래 밤에는 사고가 부정적으로 흐르기 쉽습니다. 같은 문제라도 아침에 생각하면 훨씬 긍정적인 결론에 도달하기 마련입니다." (고바야시 원장)

❹ SNS에 악성 댓글이 달렸다 → 받아들이거나 털어버린다

요즘은 SNS에서 전혀 모르는 남한테 공격받는 일이 흔해졌습니다. 누구나 비난을 받으면 크든 작든 충격을 받기 마련입니다. 이때 '눈에는 눈' 식으로 맞대응하며 욱해버리면 상대의 분노에 기름을 붓는 꼴이 되어 진흙탕 싸움에 휘말리게 됩니다. 반응을 하든 안 하든, 이 과정에서 받는 엄청난 스트레스는 결국 밤잠을 설치는 원인이 됩니다.

"우선 '난 그렇게 훌륭한 인간이 아니야'라고 생각하는 것입니다. 나에게 비판적인 댓글을 봐도 '오? 저렇게 생각할 수도 있겠네'라며 가볍게 넘겨버리는 것이죠. 만약 온라인에서 반론이 꼭 필요하다면 당사자뿐만 아니라 그 글을 지켜보는 제3자의 시선까지 의식하면서 댓글을 다는 것이 중요합니다." (고바야시 원장)

감정을 앞세우기보다 침착하고 예의 바른 태도로 댓글을 남기면 그러한 모습에 대해 '성실하고 성숙한 대응'으로 평가해주는 제3자가 있을 수 있기 때문입니다.

그 외에 SNS상의 비방과 욕설은 별생각 없이 내뱉는 경우도 많습니다. 이를 진지하게 맞받아치는 건 그저 시간 낭비일 뿐입니다.

걱정거리가 생길 때는 이러한 '쾌면 마인드셋'을 참고하시고, 도저히 잠이 오지 않을 때는 일단 침대에서 나와 잠이 올 때까지 느긋하게 기다리는 것이 좋습니다.

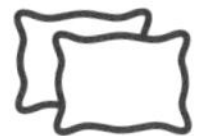

수면무호흡증,
'심한 코골이'를
가볍게 보지 마세요

—

일본 오사카 가이세이 병원 부원장, 수면 의료센터 센터장
다니구치 미츠타카

🛏 심한 코골이로 낮에 졸음이 온다면 진찰이 필요

잠잘 때 심하게 코를 곤다. 가끔 코를 골다가 숨이 멎는다. 잠은 잔 것 같은데 낮에 너무 졸려서 힘들다. 이런 사람은 자기도 모르게 **수면무호흡증(SAS)**을 앓고 있을 가능성이 있습니다.

수면무호흡증이라는 질병이 대중에게 널리 알려진 계기가 있습니다. 바로 2003년 일본 JR 산요신칸센의 기관사가 약 8분간 졸음운전을 하다가 정차 역을 지나쳐버린 사고였습니다. 조사 결과 사고의 원인은 기관사가 앓고 있던 수면무호흡증으로 밝혀졌습니다.

수면무호흡증의 원리

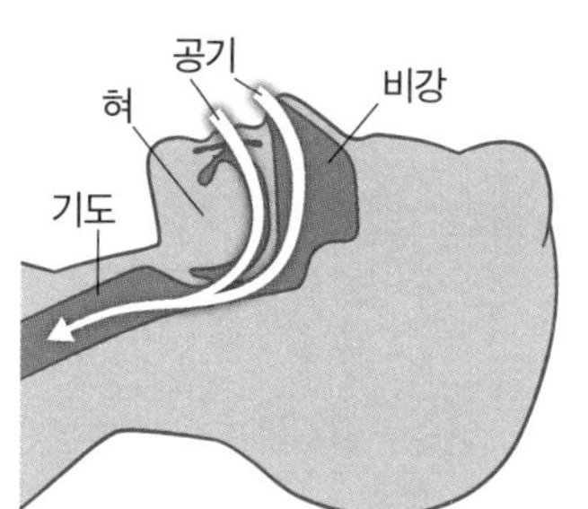

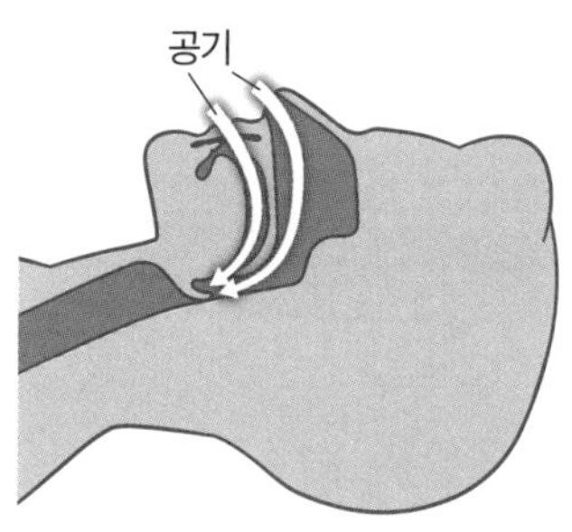

똑바로 누워도 기도가 막히지 않음

혀뿌리가 중력으로 인후 뒤로 밀려 내려가서 기도를 막아 호흡이 멈춤

폐색형 수면무호흡증인 사람이 똑바로 누우면 아래턱뼈나 혀뿌리, 연구개가 밀리면서 기도를 막아 무호흡이나 저호흡을 일으킨다 (그림: 우치야마 히로타카)

수면무호흡증은 글자 그대로 **수면 중에 호흡이 멈추는 질환**으로, 대부분은 물리적으로 기도가 막혀서 호흡할 수 없게 되는 (또는 기류가 저하되는) **'폐색형'** 질환입니다.

수면 중에는 중력의 영향으로 아래턱뼈(하악골)가 뒤로 밀려 내려갑니다. 이때 인후 안쪽 깊이 있는 연구개와 혀뿌리(설근)도 함께 쳐지면서 기도를 막게 됩니다. 이것이 바로 수면무호흡이 일어나는 원리입니다.

수면무호흡증이 되면 뇌나 전신에 산소가 부족해지면서 깊은 잠을 잘 수 없게 됩니다. 이에 따라 **만성적인 수면 부족 상태가 되어 아무리 잠을 자도 잠을 잔 것 같지 않은 느낌이 듭니다.**

근무 중에 꾸벅 조는 일도 많아지며, 교통사고를 일으킬 확률이 건강한 사람보다 2.5배 높다고 합니다.

수면무호흡증이 되면 낮 동안에 심하게 졸릴 뿐만 아니라 **고혈압이나 심부전** 등의 발병 위험도 커지는 것으로 밝혀져, 그대로 방치하는 것은 금물입니다.

이에 따라 일본 오사카 가이세이 병원 부원장이자 수면 의료 센터 센터장인 다니구치 미츠타카 씨를 만나 수면무호흡증의 원인과 최신 치료법에 대해 상세한 설명을 들어보았습니다.

🛏 중증이면 2분마다 한 번씩 호흡이 멈춘다

'수면무호흡증(SAS) 진료 가이드라인 2020'에 따르면 수면 중 1시간에 5회 이상의 **무호흡**이나 **저호흡**이 일어날 경우 수면무호흡증으로 진단됩니다. 무호흡이란 10초 이상의 호흡 정지, 저호흡은 30% 이상의 기류 저하가 10초 이상 계속되고 산소포화도가 3% 이상 저하된 상태를 말합니다.

시간당 무호흡·저호흡의 횟수를 **AHI(무호흡·저호흡지수)**라 하며, **AHI 5~15 미만을 경증, 15~30 미만을 중등증, 30 이상을 중증**으로 진단합니다.

일본에서 수면무호흡증을 제대로 치료받는 사람은 약 50만 명에 불과합니다. 하지만 경증까지 포함한 잠재적 환자 수는 무려 2,200만 명에 달하며, 증상이 중등도인 AHI가 15 이상인 환

자만 해도 약 900만 명으로 추산되고 있습니다.[4]

"**남성 환자가 2~3배 많은 것**이 특징입니다. 여성 호르몬의 한 종류인 프로게스테론이 호흡중추를 자극하는 작용을 해서 수면무호흡증을 예방하는 효과가 있습니다. 이에 따라 여성은 갱년기 이후에 환자가 증가하는 경향이 있습니다." (다니구치 센터장)

한편, **심한 코골이는 위험한 징후**입니다. 코골이는 혀나 인후 근육이 밀려 내려가면서 기도가 좁아진 결과로 일어나는 현상이므로, 무호흡이나 저호흡의 직전 단계라 할 수 있습니다. 실제로 여성은 갱년기가 지나면 코를 고는 사람이 많아집니다.

중증이 되면 1시간에 30회 이상, 즉 **2분마다 한 번**은 10초 이상의 호흡 정지(혹은 저호흡)가 일어나는 셈입니다. 숨이 막혀 고통스러워지면 저절로 호흡을 재개하긴 하지만, 신체에는 상당한 과부하가 걸립니다. 자연히 수면이 얕아지고 질식할 것 같은 답답함에 잠에서 깨는 일이 잦아집니다.

🛏 뇌졸중이나 암 등 생명에 위험한 질병 위험도 초래

수면무호흡증이 생기면 수면 시간도 줄지만, 가장 큰 문제는 무엇보다 수면의 질이 떨어진다는 것입니다.

"깊은 수면이 줄어들 뿐만 아니라 최근 주목받고 있는 **렘수면**도 함께 감소하는 것으로 밝혀졌습니다"라고 다니구치 센터장은 말합니다.

깊은 잠에 들지 못하므로 아무리 많이 자도 잔 것 같지 않고, 밤중에 몇 번씩 화장실을 가거나 아침에 일어날 때 두통이 나타나기도 합니다. 낮 동안에 심하게 졸리거나 업무에 집중하기 힘든 증상들이 나타납니다.

게다가 호흡이 멈출 때마다 **교감신경이 자극되어 혈압이 올라갑니다.** 부정맥, 심부전, 당뇨병 위험도 커지는 것으로 밝혀졌습니다.

일본 도라노몬 병원 수면센터에서 수면무호흡증 환자 751명

수면무호흡증에서의 공존 질환 비율

지속적 양압기(CPAP) 치료 중인 환자 751명을 대상으로 한 조사. 공존 질환은 1위가 고혈압이고, 이상지질혈증, 고요산혈증, 당뇨병 등이 그 뒤를 잇는다 (그래프: 제9회 일본 심장재단 미디어워크숍 2007년 참조)

을 조사한 결과 63.8%가 고혈압, 51.1%가 이상지질혈증, 17.7%가 당뇨병을 합병증으로 앓고 있었다고 합니다.[5] 이러한 생활습관병이 생기면 동맥경화가 진행되므로 심근경색이나 뇌졸중을 일으킬 위험도 커집니다.

코로나19 팬데믹 당시 증상의 위중함을 나타내는 지표로 '**산소포화도**'라는 말을 자주 접하셨을 것입니다. 이는 적혈구 중 산소와 결합하고 있는 헤모글로빈의 비율, 즉 혈액 중에 산소가 얼마나 들어 있는지를 나타내는 수치로, 정상치는 96~99%입니다. 폐렴 등으로 호흡부전이 일어나면 산소포화도가 떨어지는데, 수면무호흡증도 산소포화도가 떨어지는 것으로 밝혀졌습니다.

"수면무호흡증은 산소포화도가 일시적으로 70%까지 떨어지기도 하는데, 이는 호흡이 회복되면 정상치로 돌아옵니다. 즉, 간헐적 저산소 상태가 전신에서 반복적으로 일어나는 셈입니다. 이로 인해 활성산소가 발생해 혈관이 손상되고, 그 결과 뇌졸중 등의 발병 위험이 커집니다. 암 발병률을 높인다는 보고도 있습니다." (다니구치 센터장)

🛏 수면 전문 병원이 아니더라도 먼저 진찰부터

가족으로부터 '코골이가 너무 심하다'라거나 '자다가 숨을 안 쉰다'라는 말을 들어본 적이 있나요? 분명 충분히 잔 것 같은데 낮에 심하게 졸리고 가끔 꾸벅꾸벅 졸기도 한다면 수면무호흡증의 강력한 신호일 수 있습니다. 지금 바로 가까운 병원을 찾아 상담을 받아보시길 바랍니다.

"최근에 수면무호흡증을 진료하는 병원이 늘고 있습니다. 꼭 수면 전문 병원이 아니더라도 우선은 **이비인후과**나 **동네 내과**라도 무방합니다"라고 다니구치 센터장은 조언합니다.

진단을 위해서는 수면 중 무호흡이나 산소포화도를 측정하는 검사가 진행됩니다. 과거에는 병원에서 하룻밤 입원해 진행하는 수면다원검사(PSG 검사)가 일반적이었으나, 최근에는 간이 모니터 장비를 대여해 평소처럼 집에서 편안하게 검사하는 사례가 많습니다.

🛏 AHI 15 이상부터는 즉시 치료를

"엄밀히 말하면 AHI가 5 이상일 때 수면무호흡증으로 진단합니다. 하지만 이 단계는 임상적으로 특별한 문제는 없으므로 즉각적인 치료가 필요한 것은 아닙니다. 그러나 AHI 15 이상이 되면 낮 동안에 졸리거나 고혈압 등의 생활 습관병에 직접적인 영향을 주기 시작합니다. 30 이상의 중증 단계가 되면 반드시 적극적으로 치료를 시작해야 합니다." (다니구치 센터장)

간이 검사로 수면무호흡증이 의심될 경우는 확정진단을 위해 수면다원검사를 받게 됩니다. 간이 검사 결과만으로도 AHI 수치가 매우 높다면 수면다원검사를 생략하고 곧바로 수면무호흡증으로 확진해 즉시 치료를 시작하기도 합니다.

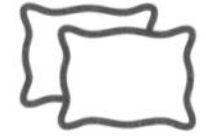

올바른 사용이 핵심,
무호흡을 확실하게
방지하는 '지속적 양압기'

일본 오사카 가이세이 병원 부원장, 수면 의료센터 센터장
다니구치 미츠타카

🛏 최대 위험인자는 비만

수면무호흡증은 왜 수면 중에 기도가 막혀버리는 걸까요? '수면무호흡증(SAS) 진료 가이드라인 2020'에는 수면무호흡증의 **'최대 위험인자는 비만'**이라고 기재되어 있습니다.

살이 찌면 턱이나 뺨뿐만 아니라 목구멍 주변이나 혀에도 지방이 축적되므로 목구멍의 공간(기도)이 좁아지게 됩니다. "20대의 젊은이보다 40~50대의 중장년에서 수면무호흡증이 더 잘 생기는 이유는 중장년층에 살이 찐 사람이 더 많기 때문입니다"이라고 일본 오사카 가이세이 병원 부원장·수면 의료센터장 다니구치 센터장은 말합니다.

실제로 살이 찌면 수면 중에 호흡이 멈추는 횟수가 늘어나며, 살을 빼면 호흡이 멈추는 횟수도 줄어든다고 합니다. **비만일 경우 몸무게가 10% 증가하면 AHI가 32% 늘고, 10% 감량하면 AHI가 26% 감소**한다고 합니다.[6]

"또 선천적인 골격구조가 원인이 되기도 합니다. 특히 아래턱이 작거나 뒤로 밀려 있는 구조라면 목구멍(기도)의 공간이 좁아져서 수면 시 무호흡이 되기 쉽습니다. 특히 아시아인은 서양인보다 턱이 작아서 살이 없더라도 수면무호흡증이 생기기 쉽습니다." (다니구치 센터장)

일본비만학회에서는 몸무게(kg)를 키(m)의 제곱으로 나눈 수치인 BMI(체격지수)가 25 이상인 경우를 비만으로 규정하고 있습니다. 일본에서 실시한 조사에 따르면 **수면무호흡승 환자의 43%는 BMI가 25 미만이었습니다.**[7] 즉, 40% 이상이 표준 체격이었습니다.

체격과 더불어 수면무호흡증을 일으키기 쉬운 조건도 있습니다. "예를 들어, **알코올**은 근육 긴장을 저하시키기 때문에 혀나 목구멍의 근육이 느슨해지면서 코골이나 무호흡을 쉽게 일으킵니다. **흡연자**도 기도가 부어서 코골이나 무호흡이 생기기 쉬우므로 주의가 필요합니다." (다니구치 센터장)

그 밖에 코가 막히면 구강호흡을 하게 되어 코골이나 무호흡의 원인이 됩니다. 취침 시의 자세도 중요합니다. 똑바로 자면 턱뼈나 혀근육 등이 밀려 내려오므로, **옆으로 누우면 기도가 덜 막히게 됩니다.**

'잠술'을 삼갈 것. 금연할 것. 침대에 누우면 기도가 덜 막히는 옆으로 누워서 잘 것. 비만이면 체중 감량을 할 것. 경증이라면 이와 같은 생활 습관의 개선만으로도 충분히 무호흡이나 저호흡을 줄일 수 있다고 합니다.

🛏 '지속적 양압기'가 불편하더라도 임의로 중단하지 않는다

중등증 이상의 수면무호흡증으로 진단될 경우 몇 가지 치료법이 있습니다. 대표적인 것은 **지속적 양압기(CPAP)**입니다.

지속적 양압기는 취침 시 코에 장착한 마스크를 통해 공기를 주입해 압력으로 기도를 안쪽부터 밀어 올려 막히지 않게 유지해 줍니다. 장치는 손가방 정도의 크기에 무게는 1~3kg 수준으로 가벼워 여행이나 출장 시에도 휴대 가능합니다. 기본적으로 기기를 대여해 사용하며, 일본에서는 AHI가 20 이상이면 보험이 적용되며 한 달에 5,000엔 정도로 사용이 가능합니다.[*]

AHI가 20 전후이면 **마우스피스**를 사용하는 경우도 많습니다. 아래턱을 앞으로 당겨서 좁아진 목구멍을 넓히는 원리입니다.

---

[*] 한국은 AHI가 15 이상이거나, 5 이상이면서 불면증, 주간 졸음, 고혈압 등이 동반될 때 건강보험 혜택을 받을 수 있다. 이 경우 월 대여료는 약 1만 5천에서 2만 5천 원 내외다.

<h2 style="text-align:center">마스크를 통해 공기를 불어 넣는 지속적 양압기(CPAP)</h2>

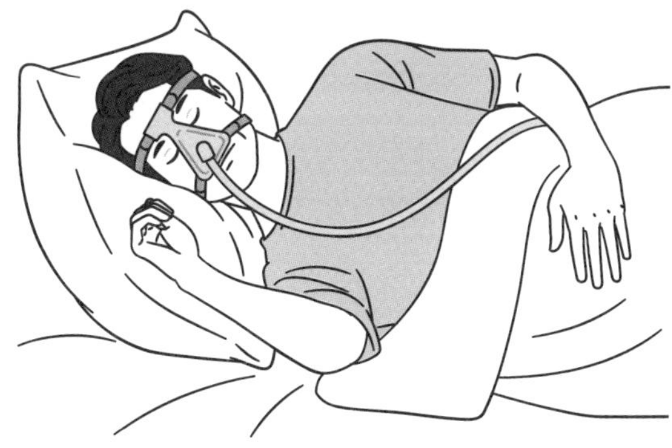

수면무호흡증을 치료하는 데 효과가 큰 '지속적 양압기'. 최근에는 기계가 소형화되어 사용이 편리해졌다 (그림: 우치야마 히로타카)

일본에서는 진료 의뢰서를 받아 치과에서 제작하면 보험 적용도 가능합니다.[**]

"마우스피스가 더 간편하지만, 효과가 없는 사람도 있습니다. 반면 지속적 양압기는 올바로 사용만 하면 치료 효과는 확실합니다. 최근에는 기기가 업그레이드되고 소형화되어 사용이 편리해졌습니다. 기기에 적응하기가 어렵거나 불편함이 있다면 수면 전문 병원을 방문해보는 것도 하나의 방법입니다." (다니구치 센터장)

[**] 현재 한국의 경우 마우스피스는 아직 건강보험 적용이 되지 않는 비급여 항목이다. 수면다원검사로 확진되어 진단명이 확실하고 의사 처방을 받으면 실비 보험 청구도 가능하다. 치과(구강내과)에서 맞춤 제작을 하는 것이 좋다.

지속적 양압기는 강제로 목구멍을 확장하므로 올바로 사용하기만 하면 무호흡·저호흡이 일어나지 않습니다. 그 결과 푹 잘 수 있게 되면서 중도 각성이나 낮 동안의 졸음도 줄어듭니다.

다니구치 센터장은 "사용 초기에는 별 효과를 못 느끼더라도 기계 설정이나 마스크 변경만으로 좋아지는 경우가 60% 정도입니다"라고 설명합니다. 사용하기 불편하다고 해서 임의로 중단하지 마시고 의사와 상담하시길 바랍니다.

고혈압이나 동맥경화의 개선 효과도 보고되고 있습니다. 실제로 중증 수면무호흡증 환자를 약 10년간 추적 조사한 결과, 전체의 15% 이상에서 뇌졸중이나 심근경색 같은 심혈관질환이 나타났습니다. 하지만 이들 중 지속적 양압기를 꾸준히 사용한 사람들은 발병률이 건강한 사람과 거의 같은 수준으로 억제된 것으로 확인되었습니다.[8]

지속적 양압기는 기도가 막히는 것을 물리적으로 방지하는 장치일 뿐, 수면무호흡증을 근본적으로 치료하는 것은 아닙니다. 고혈압약처럼 사용을 중단하면 즉시 원래 상태로 돌아가기 때문입니다. 하지만 고혈압약을 복용하며 염분을 줄이고 생활 습관을 개선하다 보면 어느새 혈압이 떨어지고 약이 필요 없게 되듯, 지속적 양압기 치료와 체중 감량을 병행한다면 언젠가는 장치가 필요 없어질 수도 있습니다.

"특히 살이 찐 사람은 체중 감량으로 지속적 양압기가 필요 없어지거나 마우스피스로 변경도 가능해집니다. 지속적 양압기를 사용하는 동안 다이어트를 병행하면 전반적인 생활 습관병 이 함께 개선될 가능성도 있습니다. 그러니 희망을 가지고 꾸준 히 사용하시길 바랍니다." (다니구치 센터장)

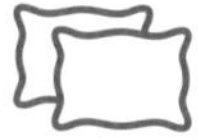

수면제를 먹어도 될까요?
어떤 종류가 있나요?

—

의약 정보 어드바이저
기타무라 마사키

불면증이 심해지면 '**수면제**'를 처방하기 시작합니다. 그러나 감기약이나 변비약과 달리 수면제에 대해서는 유독 '무섭고 위험한 약'이라는 인상을 가진 분들이 많은 듯합니다.

수면제는 정도의 차이가 있을 뿐, 부작용과 의존성이 보고되어 있습니다. 복용 방법에 따라서는 사망에 이르기도 합니다. 이러한 위험을 방지하기 위해 일반의약품으로는 구매가 불가능하며, 반드시 의사의 처방이 있어야만 사용할 수 있도록 엄격히 제한하고 있습니다.

일본 지케이카이 의과대학 부속병원 약제부 의약품 정보실 실장을 역임하고, 현재는 의약 정보 어드바이저로 활동 중인 기타무라 마사키 씨는 다음과 같이 지적합니다.

"물론 과거에 사용되던 수면제는 과량 복용 시 뇌의 호흡중추까지 억제해 사망 사고로 이어지는 경우가 있었습니다. 하지만 현대의 수면제는 안전성이 크게 개선되어 10배 용량을 복용하더라도 생명에 치명적인 지장을 주지는 않습니다. 부작용이나 의존성이 전혀 없다고는 할 수 없지만, **예전과 같은 심각한 부작용은 거의 사라졌다**고 봐도 무방합니다." (기타무라)

🛏 수면제 복용 전에 생활 습관 점검부터

물론 잠이 안 온다고 바로 수면제를 먹어도 된다는 이야기는 아닙니다. 불면의 원인이 '특별한 행사나 프로젝트를 앞둔 상황에서 긴장 때문에 잠이 안 온다'와 같이 원인이 분명한 '일과성 불면'이라면 수면제는 필요 없습니다. 중요한 발표나 시험 전날에 긴장 때문에 잠을 못 잔 경험은 누구나 있을 테니까요.

"중요한 행사를 앞두고 긴장해서 잠을 못 자는 등의 일과성 불면이라면 기분 전환 등으로 불안을 잘 조절하면 불면이 개선되는 경우도 많습니다. 이런 불면은 약국에서 처방전 없이 구매가 가능한 **일반의약품인 수면유도제***를 권하기도 합니다. 이러한 약은 약의 '부작용'이 졸음인 약들로, 병원에서 처방되는 수면제와는 완전히 다른 메커니즘을 가진 약들이므로 일과성 불면

---

* 한국에서 '수면유도제'는 일반의약품으로 판매되는 졸음이 강한 항히스타민제(디펜히드라민, 독시라민 등)를 지칭한다.

이라면 시도해볼 만합니다.”(기타무라)

반면, 불면에 동반되는 **낮 동안의 컨디션 난조가 주 3일 이상 나타나고 3개월 이상 계속될 때**는 만성 불면증일 가능성이 높습니다. “밤에 잠이 잘 안 오고, 낮에는 멍하니 졸게 되는 상태가 수개월 지속된다면 수면 전문의의 진료를 받아보는 것이 좋습니다”라고 기타무라 씨는 조언합니다.

수면 클리닉에서 전문의에게 진찰을 받는다고 즉시 수면제를 처방받을 수 있는 것은 아닙니다.

“불면증은 생활 습관병과 유사한 측면이 있어서, 생활 습관을 교정하면 치료되는 경우도 적지 않습니다. 먼저 밤에 커피 등의 카페인 음료를 마시는지, 너무 이른 시간에 취침하는지, 침대에서 오랜 시간 스마트폰을 보는지와 같은, 수면을 방해하는 생활 습관이 있는지를 점검해 교정하도록 지도합니다. 그럼에도 치료되지 않을 경우, 다음 단계에서 수면제 사용을 검토합니다.”(기타무라)

불면증에는 잠들기가 어려운 **‘입면 장애’**, 도중에 잠이 깨는 **‘중도 각성’** 등이 있는데, 수면제는 불면증의 각 유형에 맞는 약제가 처방됩니다.

또 기타무라 씨에 따르면 ‘수면제는 다른 약물과의 상호작용이 있는 경우가 많기’ 때문에, 다른 약물을 복용 중인 사람은 주의가 필요합니다. 진찰 시에는 복용 중인 약물을 의사와 약사에게 꼭 알리도록 합시다.

🛏 현재 개발된 수면제는 세 가지 범주로 분류된다

현재 일본에서 사용되는 수면제는 크게 세 가지 범주로 분류됩니다. ❶ 벤조디아제핀계·비(非)벤조디아제핀계, ❷ 멜라토닌 수용체 효능제, ❸ 오렉신(Orexin) 수용체 길항제*, 이렇게 세 가지입니다. 각각 어떤 메커니즘으로 잠을 유도하는지 살펴보기로 하겠습니다.

주요 수면제의 종류와 메커니즘

종류		메커니즘	주요 약물
❶	벤조디아제핀 계열	억제성 신경전달물질인 GABA의 효능을 강화함	에티졸람(상품명: 데파스), 트리아졸람(상품명: 할시온) 등
	비벤조디아제핀 계열		졸피뎀(상품명: 스틸녹스), 에스조피클론(상품명: 조피스타) 등
❷	멜라토닌 수용체 효능제	멜라토닌 수용체에 작용해 생체 시계를 조절함	멜라토닌(상품명: 서카딘 서방정)
❸	오렉신 수용체 길항제	각성 상태를 유지하는 오렉신의 작용을 억제함	

❶ 벤조디아제핀 계열·비(非)벤조디아제핀 계열

현재 주류를 이루는 약제는 벤조디아제핀 계열과 비(非)벤조디

---

* 한국에서는 아직 ❸ 오렉신 수용체 길항제는 허가 전이어서 사용되고 있지 않다.

아제핀 계열의 수면제입니다. 두 계열 모두 억제성 **신경전달물질인 GABA의 수용체**에 작용해 GABA 효능을 강화해 뇌의 흥분을 억제해 불면과 불안, 긴장을 개선합니다. 최초의 벤조디아제핀 계열 수면제인 플루라제팜이 1962년 개발되었으므로 이미 60년 이상의 역사를 지닌 약제입니다.

벤조디아제핀 계열과 비(非)벤조디아제핀 계열이라고 하면 두 계열이 마치 상반된 작용을 할 것 같지만, 실제로는 그 차이가 매우 미미하며 기본적인 메커니즘은 똑같습니다. 즉, 벤조디아제핀이나 비벤조디아제핀이나 모두 똑같이 'GABA의 작용을 강화하는' 수면제입니다.

벤조디아제핀 계열에는 에티졸람(상품명: 데파스)과 트리아졸람(상품명: 할시온), 비벤조디아제핀 계열에는 졸피뎀(상품명: 스틸녹스 등) 등이 있습니다.

벤조디아제핀 계열의 반감기(복용 후 혈중농도가 1/2로 떨어지는 데 소요되는 시간. 에티졸람은 약 6시간, 졸피뎀은 약 2시간)는 약제마다 다양합니다. 즉시 효과가 떨어지는 **'단시간형'**과 오래 지속되는 **'장시간형'**이 있으며 불면증 유형에 맞게 구분해서 처방됩니다. 일반적으로 잠들기가 어려운 입면 장애 불면증에는 단시간형, 조기 각성에는 장시간형이 처방됩니다.

이 약제들이 작용하는 GABA 수용체는 최면작용이 있는 ω(오메가)1과 항불안 작용이나 근이완 작용이 있는 ω(오메가)2가 있습니다. 역사가 오래된 벤조디아제핀 계열은 두 수용체 모두에 작용합니다. 반면 비벤조디아제핀 계열은 오메가1에만 작용합니다.

"비벤조디아제핀 계열은 근이완 작용이 없으므로 비틀거림이나 낙상 등의 부작용이 적습니다. 따라서 최근에는 비벤조디아제핀 계열 처방이 늘어나고 있습니다. 단, 단시간형밖에 없으므로 사용이 제한적이라는 단점이 있습니다." (기타무라)

두 계열 모두 의존성이 있으며, 부작용으로 갑자기 중단할 경우 예전보다 더 불면이 심해지는 '반동성 불면'이 알려져 있습니다. 절대로 임의로 중단해서는 안 되며 의사의 지시에 따라 서서히 줄이는 것이 중요합니다.

❷ 멜라토닌 수용체 효능제

건강한 사람은 밤이 되면 뇌의 송과체에서 멜라토닌이라는 호르몬이 분비되면서 졸음을 느끼게 됩니다. 이 멜라토닌과 구조가 매우 유사해 멜라토닌 수용체에 작용하는 약제가 멜라토닌 수용체 효능제입니다.

흔히 오해하는 것이 멜라토닌 호르몬은 그 자체에 수면 작용이 있는 것이 아니라 생체 시계에 작용합니다. 즉, 멜라토닌 수용체 효능제는 벤조디아제핀 계열·비벤조디아제핀 계열처럼 약리작용으로 졸리게 하는 것이 아니라 생체 시계를 조절해 자연스러운 수면을 유도합니다.

"안전성이 높지만, 벤조디아제핀 계열·비벤조디아제핀 계열보다 효과는 약합니다"라고 기타무라 씨는 말합니다. 속효성이 없어서 효과가 나타나기까지 **2주일 정도 걸린다**고 합니다.

❸ 오렉신 수용체 길항제

오렉신이란 각성 상태를 유지하는 호르몬을 말합니다. 장소 불문하고 갑자기 잠에 빠져버리는 '기면증'은 이 오렉신의 분비가 부족해지면서 일어납니다. 그리고 각성 상태를 유지하는 오렉신이 작동하지 못하도록 오렉신 수용체를 차단해 잠을 유발하는 것이 바로 오렉신 수용체 길항제입니다.

일본에서 2014년에 나온 수보렉산트(상품명 벨솜라)는 최초의 오렉신 수용체 길항제로, 아직 개발된 지 10년이 채 안 된 최신 수면제입니다.* 이 약제 역시 벤조디아제핀 계열·비벤조디아제핀 계열에 비하면 효과는 떨어지지만, 안전성이 높고 부작용이 적다는 장점이 있어서 최근 미국, 유럽, 일본 등에서 처방이 점차 늘어나는 추세입니다.

---

* 이 계열 약물은 현재 미국, 유럽, 일본 등지에서는 활발히 처방되고 있으나, 국내에서는 식약처의 품목 허가를 받기 위한 임상 시험이나 행정 절차가 진행 중인 단계다.

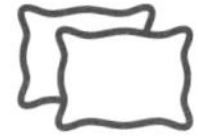

수면제를 장기 복용할 때의 리스크는?

—

일본 의약 정보 어드바이저
기타무라 마사키

프랑스에서 고령자를 대상으로 조사한 결과 밝혀진 사실

수면제의 부작용인지 아닌지는 아직 불분명하나 벤조디아제핀 계열 수면제를 장기간 복용하면 치매 발병 위험성이 높아진다는 보고가 있습니다.

프랑스에서 고령자를 대상으로 한 조사에 따르면 벤조디아제핀 계열 수면제를 복용하는 사람은 치매 발병 위험이 약 1.6배 높은 것으로 나타났습니다.[9]

"반면에 불면증이 오래되면 치매에 걸리기 쉬운 것으로 밝혀졌습니다. 수면제를 복용해서 치매가 된 사람들이 만약 복용하지 않고 불면증을 방치했다면 치매에 안 걸렸을까? 이는 좀처럼 일률적으로 판단하기 어려운 문제라고 봅니다."(기타무라)

불면증이 아니어도 수면 시간이 짧으면 치매에 걸릴 위험성이 높아집니다. 일본 후쿠오카현 히사야마마치에 거주하는 60세 이상의 1,571명을 대상으로 한 연구에 따르면 수면이 5~6.9시간인 사람에 비해 5시간 미만의 사람은 치매 발병 위험이 2.64배 높았다고 합니다.[10]

🛏 평생 복용할 약은 아니다

처방전이 필요한 수면제는 일반의약품처럼 내 판단으로 약을 선택할 수 없습니다. 자신에게 맞는 약을 처방받으려면 최대한 정확하게 자신이 처한 불면 상황을 의사에게 알리는 것이 중요합니다.

가능하면 매일 취침 시각, 입면 시각, 중도 각성 시간, 기상 시각 등을 기록한 '**수면일지**'를 작성해서 진료 시 의사에게 제출하는 것이 좋습니다. 앞서 언급한 것처럼 복용 중인 다른 약물이 있으면 함께 알립니다.

"알코올과 마찬가지로 같은 약물이라도 효과를 나타내는 양은 사람마다 다릅니다. 처방받은 약물이 효과가 없을 경우는 의사에게 알려야 합니다. 증량하거나 약을 바꾸거나 다른 수면제와 함께 처방하는 등 조치가 취해집니다. 밤에 커피를 마시는 등의 다른 생활 습관 때문에 약효가 안 나타날 수도 있습니다. 불면의 원인이 특정 질환일 경우, 가령 수면무호흡증 때문에 수면제가 듣지 않는 사례도 있습니다. 이럴 경우는 질병 치료가 우선입니다." (기타무라)

멜라토닌 수용체 효능약처럼 속효성이 없는 수면제를 2주간 계속 복용했는데도 효과가 없다면 의사와 상의해야 합니다.

기타무라 씨는 고혈압 환자가 복용하는 혈압약 등과는 달리 **"수면제는 평생 복용해야 하는 약은 아닙니다"**라고 강조합니다.

특히 GABA 효능을 강화하는 약물은 알코올처럼 뇌 기능을 마비시키는 작용이 있으므로 장기 복용은 좋지 않습니다. 단, 앞서 언급했듯이 벤조디아제핀 계열·비벤조디아제핀 계열은 갑자기 중단할 경우 '반동성 불면'을 일으켜 예전보다 불면이 더 심해질 수 있으므로 임의로 약을 중단하는 것은 위험합니다.

🛏 의사와 상의하면서 서서히 감량

"의사와 상의하면서 1/2, 1/4, 1/8씩 시간을 들이면서 약을 서서히 줄여나가는 것이 중요합니다. 작용이 강한 벤조디아제핀 계열에서 더 안전한 멜라토닌 수용체 효능제나 오렉신 수용체 길항제로 변경하기도 합니다." (기타무라)

혈압약도 복용하는 동안 염분을 줄이고 살을 빼는 등의 생활 습관을 개선해야 하는 것처럼 수면제도 '밤에는 커피 마시지 않기, 너무 이른 시간에 취침하지 않기, 낮 동안의 활동량 늘리기, 일정 시간에 일어나 아침 햇볕 쬐기'와 같은 불면증을 예방하는 기본적 생활 수칙을 지키면서 복용하는 것이 좋습니다.

수면제의 목적은 자연스러운 수면 습관을 몸에 다시 일깨우는 것입니다. 평생 복용하는 약물이 아니고 어디까지나 단기간의 보조 수단에 불과합니다. 약에 의존하지 않도록 조심하면서 '약 없이도 잠들 수 있는 날'을 목표로 노력하시길 바랍니다.

교수님! 제 고민 좀 들어주세요!

"저의 경우는 어떻게 하면 좋을까요?"

수면에 대한 고민은 사람마다 제각각이며, 서로 다른 사정과 문제를 안고 있습니다. 이런 고민에 대해 수면 의학 전문가인 일본 아키타대학교 대학원 의학계 연구과 정신과학 강좌 교수 미시마 가즈오 선생이 답변해 드립니다. (질문자: 이토 가즈히로)

Q

코를 심하게 고는데, 무슨 문제가 있을까요?

가족들로부터 "끙끙대며 앓는 듯한 소리를 내며 코를 곤다"라는 말을 들었습니다. 치료 방법이 있을까요? (51세 여성)

— 이건 수면무호흡증일 가능성이 있겠네요.

미시마: 코골이는 목구멍의 모양에 따라 생기기 쉬운 사

람과 잘 안 생기는 사람이 있는데요. 중장년인데 코를 심하게 곤다면 '**수면무호흡증**'일 가능성이 높습니다. 뇌에 원인이 있는 '중추형'도 있지만, 대개는 '**폐색형**'이라고 해서 자고 있을 때 혀뿌리가 목구멍 안으로 밀려 내려가면서 기도를 막는 것이 원인입니다. 코를 곤다는 건 숨을 쉬는 건데, 기도가 좁아져 공기가 통과할 때 큰 소리가 나는 것입니다.

코를 고는 것만으로도 수면의 질이 떨어질 수 있고, **중요한 것은 무호흡의 여부**입니다. 코골이는 베개 높이를 낮추면 기도가 확장되면서 개선되기도 하고, 살이 찐 사람은 다이어트로 좋아지기도 합니다. 그래도 낫지 않는다면 호흡기내과, 이비인후과, 정신과, 수면 전문 의료기관 등에서 한 번 검사를 받아보는 것이 좋습니다. 수면무호흡증이 있으면 잠이 얕아지므로 몇 시간을 자도 숙면을 취하기 어렵고, 고혈압이나 당뇨병 같은 만성질환이 발병할 위험성도 높아지는 것으로 밝혀졌습니다.

― 중증 수면무호흡증 환자는 심근경색 등 관상동맥질환 발병 위험이 1.7배 높아진다는 보고[4]도 있더군요. 수면무호흡증을 진단할 때 어떤 검사를 하나요?

미시마: 가장 간단한 검사로는 수면 시 손끝에 센서를 부착해 3일 밤 정도 동맥혈의 산소농도를 조사하는 것

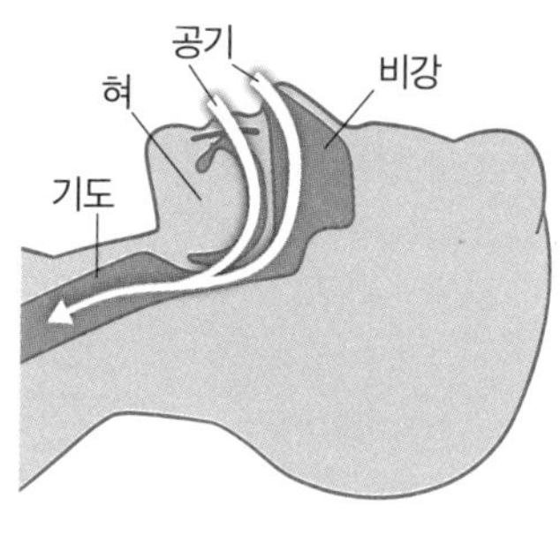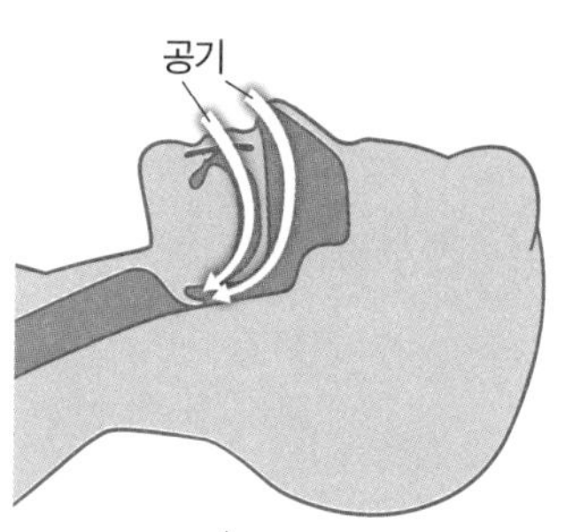

똑바로 누워도 기도가 막히지 않음
(그림: 우치야마 히로타카)

혀뿌리가 중력으로 인후 뒤로 밀려
내려가서 기도를 막아 호흡이 멈춤

인데 집에서 가능합니다. 이 검사 결과에서 무호흡이 의심되면 수면 중의 뇌파, 안구 운동, 심전도 등을 자세히 검사하는 수면다원검사(PSG 검사)를 실시합니다.

1시간 동안 무호흡이 5회 이상 있고 동시에 낮 동안에 졸림, 피곤함, 머리가 무거움 등의 증상이 있으면 수면무호흡증으로 진단됩니다. **지속적 양압기**(CPAP, Continuous Positive Airway Pressure)는 수면 중에 코를 통해 공기를 불어 넣어 물리적으로 기도를 확장해 무호흡을 예방하는 장치로, 수면무호흡증의 표준적 치료법입니다.

경증의 경우는 마우스피스를 사용하기도 합니다. 최근에는 미약한 전기자극으로 혀밑신경을 자극해 수면 중 호흡을 안정시키는 장치를 수술로 몸속에 심는 '혀 밑신경 자극술'을 시행하기도 합니다. 고혈압이나 당뇨병 등의 기저질환이 있다면 경증이라도 제대로 치료받는 것이 좋습니다.

A

베개 높이를 낮추거나 다이어트를 하면 코골이가 개선되기도 합니다. 그럼에도 개선되지 않는다면 수면무호흡증일 가능성이 높습니다. 병원에서 수면무호흡증 검사를 받아보시길 바랍니다.

Q

수면제 없이는 잠을 못 자게 될까 걱정입니다

불면 증상으로 고생하다가 주치의로부터 수면제 브로티졸람을 처방받았습니다. 그런데 의존성이 생겨서 나중에 약 없이는 잠을 못 자게 될까 걱정이 되는데 그럴 가능성이 있을까요? 그래서 한 알을 반으로 쪼개어 복용해 잠을 자고 있습니다. 혹시 특별한 문제는 없는지 궁금합니다. (67세 남성)

— 이분은 처방받은 약에 대해 걱정하시는 듯합니다.

미시마: 일본에서는 수면유도제, 수면도입제 등으로 불리기도 하는데, 사실 두 용어 모두 일본에서는 수면제를 의미합니다. 브로티졸람은 특히 일본에서 인기가 많은 벤조디아제핀 계열의 수면제입니다.*

— 벤조디아제핀 계열은 어떤 메커니즘으로 수면을 유발하나요?

미시마: 억제성 신경전달물질인 GABA의 수용체에 작

---

* 한국에서는 수면유도제 하면 일반의약품으로 판매되는 졸음이 강한 항히스타민제(디펜히드라민, 독시라민 등)를 지칭한다. 브로티졸람은 국내에서 사용되지 않고 있다. 우리나라는 졸피뎀(비벤조디아제핀 계열 수면제)의 처방이 압도적으로 많다.

용해 GABA의 작용을 증가시킴으로써 뇌의 흥분을 억제해 졸음을 일으킵니다. 최면작용 외에 항불안 작용과 근이완 작용도 있어서 불안이 심한 환자에게 효과가 있는 한편, 인지 기능 저하와 야간 낙상 사고 등의 부작용 위험도 있습니다.

벤조디아제핀 계열 수면제의 주요 약물명

- **초단기 작용형**: 트리아졸람(할시온 등)
- **단기 작용형**: 브로티졸람(렌드로민 등), 로르메타제팜(에바밀, 로라메트), 릴마자폰(리스미)*
- **중기 작용형**: 플루니트라제팜(라제팜 등), 에스타졸람(유로진 등), 니트라제팜(벤잘린, 넬본 등)**
- **장기 작용형**: 플루라제팜(달마돔), 쿠아제팜(도랄 등), 할록사졸람(소메린)***
- * ( ) 안은 상품명작용 시간 길이에 따라 초단기 작용형, 단기 작용형 등의 4가지로 분류됨****

* 국내에서 모두 판매하지 않는 제품이다.
** 에스타졸람(유로진 등), 니트라제팜(벤잘린, 넬본 등)은 국내에서 판매하지 않는 제품이다.
*** 쿠아제팜(도랄 등), 할록사졸람(소메린)은 국내에서 판매하지 않는 제품이다.
**** 참고로 한국은 작용 시간의 길이에 따라 단기, 중장기 작용형의 2가지로 분류한다.

— 비단 이분뿐만 아니라 수면제의 의존성을 불안해하시는 분들이 많은 것 같아요.

미시마: 과거에 사용되었던 바르비탈 계열 약물에 비해 현재의 수면제는 안전성이 높아지긴 했지만 분명 **벤조디아제핀 계열 수면제에도 의존성은 있습니다.** 마약처럼 뇌가 쾌감을 느끼는 정신적 의존성보다는 수면제의 효과가 떨어지거나 금단 증상(약을 끊었을 때 나타나는 고통스러운 신체적·정신적 반응) 같은 신체적 의존성이 임상에서는 큰 문제입니다. 복용 기간이 길어질수록 신체적 의존성 위험이 높아지며, 6개월 이상 복용하면 30~40%의 환자에서 금단 증상이 나타나게 됩니다. 약을 먹지 않으면 심한 불면, 떨림, 발한, 가슴 두근거림 같은 증상이 일어나는 것입니다. 알코올 금단 증상과 매우 유사합니다.

장기간 계속 복용하면 의존성이 생기므로 이를 예방하기 위해 불면증이 개선되면 조금씩 약을 줄여나가야 합니다. 임상에서는 1/4씩 감량해 나가는 방법을 많이 사용합니다.

— 이분은 '반으로 줄인 용량으로 잘 자고 있다'라고 하시네요.

미시마: 네, 그 용량으로 잠이 온다면 괜찮습니다. 단, 약

을 더 줄이면 금단 증상이 생기거나 불면이 재발할 수 있으므로 **의사의 지시 없이 임의로 줄이는 것은 절대 금지**입니다. '1/2 용량으로 잘 자고 있다'라고 꼭 보고하시길 바랍니다. 그대로 계속 문제가 없으면 또 절반으로 줄이고, 그러다가 나중에는 복용하지 않아도 잠을 잘 수 있게 될 것입니다.

의존성이 두렵다면 오렉신 수용체 길항제나 멜라토닌 수용체 효능제 같은 의존성 위험이 적은 새로운 기전의 수면제로 대체하는 방법도 있습니다. 이 또한 담당 의사와 상의해보시길 바랍니다. 담당 의사가 수면 전문이 아니라면 수면 전문의에게 진료를 받아보시는 것도 하나의 방법입니다.

A

벤조디아제핀 계열 수면제는 확실히 의존성이 있으므로 천천히 양을 줄여나가야 합니다. 단, 의사의 지시 없이 임의로 양을 줄여서는 안 됩니다. 의존성이 두렵다면 의존 위험성이 적은 새로운 기전의 수면제로 바꾸는 것도 한 방법입니다.

Q

잠이 오는 시간이 매일 자꾸 뒤로 밀립니다

잠이 오는 시간이 매일 1시간씩 뒤로 밀리고 있습니다. 이 때문에 수면이 부족해 낮 동안에 심하게 졸리고 순간 의식이 끊길 때가 있어서 너무 힘들어요. 대처법이나 치료 방법이 있을까요?
(45세 여성)

— 이런 증상도 있군요.

미시마: 이는 '비24시간 수면-각성 리듬 장애'라고 불리는 수면 장애입니다. 한 마디로 생체 시계의 주기가 상당히 길어서 일상의 수면 리듬 조절이 잘 안되는 질환입니다.

예전에 연구한 바에 따르면 일본인의 생체 시계 주기는 평균 24시간 10분으로, 24시간보다 약간 긴 정도였습니다.[5] 그대로 놔두면 매일 10분씩 밀리게 되지만, 생체 시계의 지연을 조절하는 오전 빛 특히 태양광처럼 강렬한 빛이 눈(망막)을 통해 들어오면서 다시 리셋(동기화)되는 것이죠. 그런데 비24시간 수면-각성 리듬 장애가 있는 환자는 생체 시계의 주기가 길어서 충분히 리셋되지 않는다는 사실이 같은 연구에서 밝혀졌습니다.

참고로 망막 기능이 상실된 전맹(Total Blindness) 환자는 3명 중 1명이 비24시간 수면-각성 리듬 장애가 있는 것으로 알려져 있습니다. 시각 장애가 없는 경우라도 은둔 생활 등 햇빛 노출이 안 되는 환경에서 장기간 생활하다 보면 발병할 수 있습니다. 수면 시간대가 밤일 때는 괜찮지만, 낮이 되면 사회생활과의 갭 때문에 많이 힘들 수 있습니다.

― 자가관리로 개선할 수 있나요?

미시마: 아니요, 혼자의 힘으로는 불가능합니다. 병원 치료를 받아야만 나아질 수 있습니다. 강한 빛을 쬐는 고조도 광조사기나 호르몬제를 사용해 치료합니다.

A

이는 '비24시간 수면-각성 리듬 장애'라 불리는 수면 장애입니다. 전맹 환자에게 많으며, 시각 장애가 없는 경우 태양광 노출이 잘 안되는 환경에서 오래 생활하면 걸리는 것으로 알려져 있습니다. 강한 빛이나 호르몬제를 사용해 치료할 수 있습니다.

제 5 장

수면의 질이 바뀌는

'쾌면법'

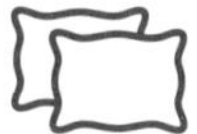

비만 치료에서 탄생한
'3·3·7 수면법'

사토 게이코 헬스 프로모션 연구소 소장
사토 게이코

🛏 다이어트 시 수면 시간을 줄이지 마세요

다이어트라고 하면 일반적으로 식사와 운동을 기본으로 생각합니다. 입으로 들어오는 섭취 열량을 줄이고 몸을 움직여서 소비 열량을 늘리는 식입니다. 섭취 열량보다 소비 열량이 많으면 몸에 축적된 체지방이 연소하면서 몸무게가 줄어드는 원리입니다.

그런데 식사와 운동 외에 다이어트에서 간과되기 쉬운 포인트가 있다고 합니다. 바로 **수면**입니다.

지금까지 누적 3만 명 이상의 비만을 치료해 온 사토 게이코 소장은 "아무리 열심히 음식 조절과 운동을 해도 **수면 습관이 엉망이면 좀처럼 몸무게가 줄지 않습니다**"라고 지적합니다.

수면과 다이어트의 연관성이 생소하게 느껴질 수도 있습니다. 수면 부족과 비만은 별로 상관관계가 없을 것 같은 생각이 들지도 모릅니다. 잠잘 때는 몸을 움직이지 않으니까 수면 시간이 길어지면 오히려 살이 찔 거 같기도 합니다. 그런데 이런 생각들은 모두 잘못된 것입니다.

30~60세의 미국인 1,024명을 대상으로 한 조사에 따르면 몸무게(kg)를 키(m)의 제곱으로 나눈 **BMI(체격지수)가 가장 낮았던 (마른) 그룹은 7~8시간 자는 사람들**의 그룹으로, 수면 시간이 짧아질수록 BMI가 높게 나타났습니다. 또 수면 시간이 짧은 사람은 식욕을 억제하는 **렙틴**이라는 호르몬이 감소하고 식욕을 촉진하는 **그렐린**이라는 호르몬이 증가하는 것으로 밝혀졌습니다.[1]

밤을 새우거나 밤늦게까지 깨어 있다가 야식을 먹으면 하루 식사 횟수와 양이 늘어나 섭취 열량 자체가 증가합니다. 하지만 이뿐만 아니라 수면 시간이 줄면 식욕이 증가해 더 많이 먹고 싶어져서 살이 쉽게 찌는 것입니다.

🛏 잠을 잘 자면 혈당수치와 혈압이 좋아진다

비만은 몸무게가 증가할 뿐만 아니라 건강상 다양한 문제를 일으킵니다. 체지방 중에서도 **내장지방**이 늘어나 배가 나오기 시작하면 생활 습관병이 생기기 쉽습니다.

지방세포가 비대해지면 몸에 해로운 **아디포사이토카인(생리 활성 물질)**이 분비됩니다. 아디포사이토카인에는 인슐린 작용을 억제해 혈당수치를 올리는 **TNF-α**(알파)나 혈압을 올리는 작용을 하는 **안지오텐시노겐**이 있습니다. 내장지방이 증가하면 이러한 물질의 분비가 늘어나 당뇨병이나 고혈압에 걸릴 위험이 커집니다. 이것이 바로 **대사증후군(Metabolic syndrome)**입니다.

잘 알려진 대로 대사증후군이 생기면 동맥경화가 진행되면서 심근경색이나 뇌졸중으로 사망할 위험이 커집니다.

실제로 40~45세의 남녀 8,860명을 대상으로 한 조사에 따르면 7~8시간 잠자는 사람에 비해 **수면 시간이 짧아질수록 BMI, 혈압, 중성지방이 높고 HDL(좋은) 콜레스테롤은 낮았습니다.**[2]

50~90대의 남성 722명과 여성 764명을 대상으로 한 조사에서는 마찬가지로 7~8시간 잠자는 사람에 비해 수면이 6시간 전후인 사람은 **1.66배**, 5시간 이하인 사람은 **2.51배**나 당뇨병 발병률이 높았습니다.[3]

총 7만 5,000명 이상이 참가한 18개의 연구를 분석한 결과, 수면이 7시간 이상인 사람에 비해 7시간 미만은 1.23배, 5시간 미만은 1.51배 대사증후군에 걸린 사람이 많았습니다.[4]

"제가 진찰한 환자 중에 당뇨병과 고혈압을 앓고 있던 뚱뚱한 중년 남성이 계셨어요. 영양 지도와 함께 수면 지도를 했더니 **1년 사이에 10킬로가 빠졌고, 당뇨병과 고혈압도 약이 필요 없을 만큼 좋아졌습니다.** 살이 찌면 목구멍 주위로 지방이 붙어서 수면무호흡증에 걸리기 쉽습니다. 수면무호흡증을 치료했더니 잠을 잘 자게 되고, 그것만으로도 살이 빠지는 경우가 적지 않습니다."(사토 소장)

핵심은 수면 중 성장 호르몬이 충분히 분비되도록 하는 것입니다.

🛏 '3·3·7 수면법'을 실천한다

이렇게 비만 치료를 전문으로 하는 사토 소장이 제안하는 것이 바로 **'3·3·7 수면법'**입니다. '3·3·7 수면법'의 숫자는 모두 '시간'을 의미합니다. 요약하자면 다음 3가지 수칙을 지키는 것입니다.

1 　잠든 후 첫 '3시간'은 중간에 깨지 않고 통잠을 잘 것
2 　새벽 '3시'에는 자고 있을 것
3 　하루 수면 시간은 총 '7시간'을 확보할 것

이 3가지 수칙 중 가장 중요한 것은 **'잠든 후 첫 3시간'**입니다. 왜냐면 이때 가장 깊게 잠들면서 성장 호르몬이 분비되기 때문입니다. **성장 호르몬**은 손상된 세포를 복구하고 피로를 해소하는 작용을 하는데 그뿐만이 아닙니다. 또 하나, 몸속에 쌓인 체지방을 분해하는 작용도 해서 이것이 감량에 도움이 된다고 합니다.

"올바른 수면으로 성장 호르몬이 잘 분비되면 **하룻밤에 약**

300kcal의 체지방이 분해됩니다. 하지만 수면 시간이 짧거나 수면의 질이 나쁘면 성장 호르몬의 분비는 70%까지 줄어들면서 하룻밤에 약 200kcal의 지방이 분해되지 못하고 쌓이게 됩니다. 하루에 200kcal면 한 달에 6,000kcal, 지방 1kg의 열량이 7,200kcal이므로 성장 호르몬 분비가 원활하지 않으면 한 달에 1kg 가까이 살이 찌는 셈입니다." (사토 소장)

이 '성장 호르몬을 제대로 분비시킴'으로써 매일 밤 300kcal의 체지방을 분해하는 것이 '3·3·7 수면법'의 핵심입니다. 이를 위해서는 '첫 3시간'에 깨지 않고 새벽 '3시'를 포함해 '7시간'을 푹 자야 합니다.

그렇다면 '첫 3시간'을 깨지 않고 푹 자려면 어떻게 해야 할까요?

🛏 오염된 침실 공기는 수면을 얕게 한다

자기 전에 음식 먹지 않기, 알코올이나 커피는 마시지 않기, 목욕으로 체온 올리기와 같은 쾌면을 위한 기본적 생활 습관과 더불어 사토 소장은 **'침실 환경'**의 중요성을 강조합니다. 구체적으로는 침실 공기를 깨끗하게 유지하는 것이 중요하다고 말합니다.

"더러워진 침실 공기 중에는 **먼지뿐만 아니라 곰팡이, 잡균, 알레르기 항원 입자** 등이 떠다니고 있습니다. 이런 공기 속에서 잠

을 잔다면 호흡할 때마다 이물질을 몸속에 들이는 결과를 낳게 됩니다.”(사토 소장)

이물질이 들어오면 몸은 이를 밖으로 내보내기 위한 활동을 시작합니다. 기침이나 재채기가 나오면 잠이 깰 수 있습니다. 그 정도까지는 아니더라도 몸이 이물질에 반응하면 수면이 얕아지는 건 피할 수 없습니다. 수면이 얕아지면 그만큼 성장 호르몬 분비도 줄어듭니다. 결과적으로 피로가 덜 풀리고 체지방도 분해되지 않습니다.

이를 예방하려면 기본적으로 침실을 자주 청소해야 합니다. 이와 함께 사토 소장은 **공기청정기**의 설치를 권장합니다.

“가능하면 CADR(클린에어 공급률)이라 불리는 국제 기준 표시가 있는 상품을 선택하는 것이 좋습니다. CADR란 1분 동안 얼마나 공기를 정화할 수 있는지를 나타내는 지표로, 수치가 높을수록 성능이 좋습니다”라고 사토 소장은 조언합니다.

침실은 **완벽히 캄캄하게** 하는 것이 좋습니다. “빛이 있으면 교감신경이 자극되어 잠이 얕아지고, 졸음을 유발하는 멜라토닌 호르몬 분비가 감소합니다”라고 사토 소장은 말합니다. 자기 전 스마트폰이나 PC는 보지 않는 것이 좋다는 것도 화면에서 나오는 블루라이트가 멜라토닌 분비를 억제하기 때문입니다.

한편, 나이가 들면 수면이 얕아지고 중도 각성이나 조기 각성이 늘어난다는 것은 잘 알려진 사실입니다. ‘3·3·7 수면법’에서는 수면 시간의 목표를 7시간으로 설정하고 있는데 이는 하루의 총수면 시간으로, 반드시 통잠을 7시간 자라는 뜻은 아닙니다. 일 때문에 밤에 충분한 수면 시간을 확보하지 못하거나 아침에 일찍 눈이 떠져서 수면 시간이 짧아지는 경우에는 낮잠으로 보충합니다.

"조기 각성의 경우 예전에 새벽 3시에 눈이 떠져서 힘들다는 70대 환자가 계셨어요. 그런데 이야기를 자세히 들어보니, 밤 9시에 취침하신다는 겁니다. 그러니까 3시까지 6시간을 주무시는 거죠. 그래서 아침 6시까지 주무시고 싶으시면, 밤에 억지로라도 11시나 12시까지 깨어 계시라고 조언해 드린 적이 있습니다."(사토 소장)

🛏 '딱 1,000보만 더'가 운동 지속의 비결

'3·3·7 수면법'은 어디까지나 성장 호르몬의 원활한 분비를 돕는 올바른 수면 방법입니다. 이 수면법만으로 감량이 되는 경우는 수면의 질이 나빴던 사람에 한합니다. 본격적으로 다이어트를 하려면 당연히 식사나 운동에도 주의를 기울여야 합니다.

식사나 운동에서 중요한 것은 지속하는 것입니다. "가령, 지금은 스마트폰으로 쉽게 걸음 수를 측정할 수 있습니다. '하루 8,000보 걷기를 목표'로 하는 것이 정석이지만, 저는 평소 걸음 수보다 **1,000보 더 걷는 것**을 목표로 하시라 말씀드립니다. 어르신이라면 500보라도 괜찮습니다. 처음부터 무리하지 말고 차츰

걸음 수를 늘려서 꾸준히 실천하시길 바랍니다."(사토 소장)

감량을 위해서는 충분한 수분 섭취도 필수입니다. 독소와 노폐물이 몸 밖으로 배출되면 대사 효율이 높아져 지방이 잘 연소하는 체질로 바뀌기 때문입니다. 이러한 독소와 노폐물은 소변, 대변, 땀 등으로 배출되는데, 이때 수분이 반드시 필요합니다. 이를 위해 하루에 2L 정도의 물을 마시는 것이 좋습니다.

지금까지 다이어트와 생활 습관병을 예방하기 위해서 '수면'을 소홀히 하면 안 되는 이유를 설명했습니다. '3·3·7 수면법'으로 성장 호르몬의 분비를 극대화해 불필요한 체지방을 태워버리시길 바랍니다.

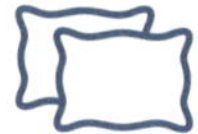

'중도 각성·조기 각성'을 개선하는 요령

일본 아키타대학교 대학원 의학계 연구과 정신과학 강좌 교수
미시마 가즈오

아침까지 푹 자고 싶어요

수면의 변화는 자연스러운 노화 현상 중 하나입니다. 나이가 들면 낮의 활동량과 기초 대사량(호흡이나 소화 등 육체를 유지하기 위해 최소한으로 필요한 에너지 소비량)이 저하됩니다. 따라서 젊을 때보다 필요한 수면 시간이 짧아집니다.

나이가 들면 수면 시간이 짧아지면서 일찍 눈이 떠집니다. 이에 따라 밤에도 일찍 졸리게 됩니다. 그래서 취침 시간이 빨라지면 점차 아침형으로 바뀌면서 필요 이상으로 일찍 일어나는 **'조기 각성'**으로 고생하게 됩니다.

또 나이가 많아지면 깊은 수면이 줄어듦과 함께 똑같은 깊이의 수면이라도 외부 소리나 빛 등의 자극으로 쉽게 잠이 깨버립니다. 그 결과 새벽에 잠이 깨는 **'중도 각성'**도 늘어납니다.

조기 각성이나 중도 각성이 있어도 별로 신경이 안 쓰이는 사람도 있겠지만, 가능하면 예전처럼 아침까지 푹 잤으면 하는 사람도 적지 않을 것입니다. 여기서는 중장년 이후 세대에서의 조기 각성과 중도 각성에 대한 대책을 살펴보기로 하겠습니다.

🛏 '태양광'을 이른 새벽에 쬐지 않도록 주의

먼저 조기 각성 대책으로는 **'아침 햇살'**을 주의하는 것입니다. 오전 중에 태양광이 눈을 통해 들어오면 생체 시계가 재설정됩니다. 아침 너무 이른 시간에 빛이 눈을 통해 들어오는 나날이 계속되면 밤에 일찍 졸리게 됩니다.

"아침에 태양광을 쬐면 생체 시계를 아침형으로 바꿀 수 있습니다. 일찍 일어나는 습관을 들이려면 아침 햇살을 받으라고 하는 건 이 때문입니다. 너무 일찍 깨서 힘들면 이와 정반대로 하면 됩니다. 밤에 쬐는 빛은 생체 시계를 저녁형으로 바꿉니다."(미시마 교수)

두꺼운 커튼이나 차광기능이 있는 암막 커튼 등을 사용해서 최대한 침실에 태양광이 들어오지 못하게 합니다. 만약 아침 일찍 눈이 떠지더라도 커튼을 걷지 않으면 태양광은 눈에 들어오지 않습니다.

이와 함께 밤에 일찍 자지 않으려면 실내조명을 밝게 하는 것이 좋습니다. 흔히 PC나 스마트폰에서 나오는 블루라이트는 건강에 해롭다고 생각하지만, 조기 각성으로 고민한다면 크게 걱정하지 않으셔도 됩니다. 조명이 밝은 편의점에서 쇼핑하는 것도 괜찮습니다. 강렬한 빛에는 뇌를 깨우는 각성 작용이 있어 너무 일찍 잠드는 것을 막아줍니다.

실제로 저녁 8시 이후에 2~3시간, 2,500~3,000 룩스의 빛을 중도 각성이나 조기 각성으로 고민하는 사람들에게 계속 쬐게 한 결과, 생체 시계가 저녁형으로 이동해 중도 각성 시간이 줄어들고 총수면 시간도 늘어나는 것으로 확인되었습니다.

🛏 운동 습관이 수면의 질을 개선한다

밤중에 눈이 떠지는 중도 각성에 대한 대책으로 권장하는 것은 바로 **운동**입니다.

운동을 하면 밤에 잠이 잘 온다는 사람이 많습니다. 하지만 겨우 하루 뛴다고 장기적인 수면의 질이 눈에 띄게 개선되는 것은 아닙니다. 중요한 것은 운동을 습관화하는 것입니다. 15분 걷기처럼 부하가 적은 운동이라도 매일 꾸준히 지속하는 것이 중요합니다.

운동 습관이 수면의 질을 개선한다는 것은 해외 연구에서도 확인된 바 있습니다. 운동 습관이 있는 사람은 중도 각성의 빈

도가 낮고, 서파 수면(가장 깊은 논렘수면)이 많으며, 전체 수면 시간도 긴 것으로 나타났습니다.[5]

나이가 들면 중도 각성이 늘어날 뿐만 아니라 서파 수면이나 수면 시간도 짧아지므로, 운동 습관은 '수면을 회춘시키는 것'과 같습니다. 운동은 활동량의 저하를 보충하는 효과도 있습니다. 취침하기 약 2시간 전이 되면 손과 발에서 열이 방출되어 **심부 체온(뇌의 온도)**이 내려갑니다. 이 하강 폭이 클수록 서파 수면이 늘어나 푹 자게 되는데, 고령자는 젊은 사람보다 곡선이 완만해서 야간의 뇌 온도가 높은 상태로 머물러 있습니다. 이 또한 깊은 수면이 줄어드는 한 요인으로 알려져 있습니다. "열 방산을 촉진하는 대책으로 **'입욕(욕조 목욕)'**이 있습니다"라고 미시마 교수는 조언합니다.

취침하기 2~3시간 전에 입욕을 하면 인위적으로 심부 체온을 상승시킬 수 있습니다. 그러면 뇌의 온도 센서가 이를 감지해 모세혈관이 확장되면서 피부 표면에서 열이 잘 빠져나가게 됩니다. 이에 따라 열 방산이 시작될 때 자연스럽게 심부 체온이 가파르게 하강 곡선을 그립니다. 그 결과 깊은 수면이 늘어나고 잘 잘 수 있게 됩니다.

🛏 일찍 자기, 오래 자기, 낮잠 자기는 금물

"중도 각성이나 조기 각성으로 고생하는 중장년층 중에는 잘못된 수면 습관을 지닌 사람들이 많습니다. 이른바 **일찍 자기, 오래 자기, 낮잠 자기**입니다. 이 세 가지를 피하기만 해도 중도 각성이 많이 줄어들 것입니다." (미시마 교수)

나이가 들면 쉽게 피로를 느끼고 밤에 특별히 할 일도 없어서 일찍 취침하는 사람이 많습니다. 하지만 필요 수면 시간은 점점 짧아져 밤 9시나 10시에 일찍 취침하게 되면 새벽녘에 눈이 떠집니다.

일찍 자는 것이 좋지 않은 이유에는 생체 시계와 관련된 문제도 있습니다. 앞서 말했듯이 인체는 일반적으로 취침하기 약 2시간 전부터 잠잘 준비가 시작되면서 심부 체온이 떨어지기 시작합니다. 그 직전은 하루 중에서 가장 심부 체온이 높아 가장 잠들기 어려운 시간대입니다. 그래서 설령 몸이 너무 피곤해서 이른 시간에 잠들어버렸다 하더라도, 양질의 수면을 취하기가 어렵다고 합니다.

미시마 교수는 "70대라도 일반적으로 **밤 11시쯤** 되어야 몸이 잠잘 준비를 마칩니다"라고 합니다. 그러므로 일찍 잠자리에 드는 건 좋지 않습니다.

오래 자기란 **침대에서 잠 못 든 채 오랜 시간 누워 있는 것**을 말합니다. 과거에는 '누워만 있어도 몸의 피로가 풀린다'고들 했지만, 오늘날의 수면 의학에서는 완전히 부정되고 있습니다.

오히려 "잠 못 든 채 침대에서 오랜 시간 누워 있는 경험이 쌓일수록 불면증이 악화되는 것으로 밝혀졌습니다"라고 미시마 교수는 지적합니다. 수면 시간이 같을 경우, 눈이 뜬 채로 침대에서 뒤척이는 시간이 길면 일어났을 때의 만족도는 낮다고 합니다.

짧게 자는 낮잠이 꼭 나쁜 것만은 아닙니다. 심부 체온은 기상 직전부터 상승하기 시작해서 낮이 될 때까지 우상향으로 올라가는데, 14시 정도에서 일시적으로 떨어지면서 살짝 졸릴 수 있습니다. 이때 잠깐 눈을 붙이면 그 후의 작업에서 졸음이나 피로가 줄어드는 것으로 확인되었습니다.[6] 아침에 일찍 일어나 자유 시간이 많은 은퇴 세대는 낮잠을 습관적으로 자는 사람도 많을 것입니다. 하지만 낮의 쪽잠은 20~30분 이내로 제한하는 것이 중요합니다. 30분 이상 자면 깊은 수면인 서파 수면으로 들어갈 수 있고, 이 경우 밤의 서파 수면이 대폭 감소해 밤에 자는 주된 잠(메이저 슬립)의 질이 나빠집니다.

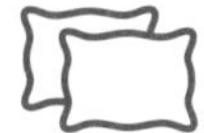

'수면 일지'로
자신의 수면을 제한

—

일본 아키타대학교 대학원 의학계 연구과 정신과학 강좌 교수
미시마 가즈오

불면증 중에서 중도 각성이나 조기 각성이 많은 유형은 **'수면 제
한 요법'**이라는 인지 행동 요법이 효과적입니다. 수면 제한 요법
이란 무엇일까요?

수면 제한 요법은 먼저 '수면 일지'를 작성하는 것부터 시작
합니다. 취침 시각(침대에 누운 시간), 실제로 잠이 든 시각, 중도
각성으로 깨어 있는 시간, 기상 시각, 이렇게 4가지를 기상 직후
에 기록합니다. 그리고 중도 각성을 제외하고 실제로 자고 있던
시간을 계산합니다. 각 시간을 정확히 기록하는 것이 부담스러
울 수 있겠지만 대략적인 시간만으로도 충분합니다.

이 수면 일지를 2주 동안 작성해서 하루 평균 수면 시간을
계산해 냅니다. 그 결과 평균 수면 시간이 **6시간 10분**이었다고

가정해봅시다. 잠자리에 누워 있는 시간은 여기에 **30분을 더한 정도**가 적당합니다. 즉, 이 경우는 6시간 40분이 됩니다(고혈압 등 지병이 있으면 1시간 정도 더해도 무방함).

다음으로 기상 시각을 정합니다. 기상 시각을 **아침 6시**로 설정하고, 침대에서 6시간 40분을 보낸다면 취침 시각은 **밤 11시 20분**이 됩니다. 이제 이 기상 시각·취침 시각을 철저히 지키기만 하면 됩니다.

【수면 제한 요법 실행법】

1 수면 일지를 작성한다

취침 시각, 실제로 잠이 든 시각, 중도 각성으로 실제로 깨어 있는 시간, 기상 시각, 이 4가지를 기록하고, 실제 잠을 잔 시간을 계산한다.

2 평균 수면 시간을 계산한다

2주 동안 수면 일지를 작성해서 평균 수면 시간을 계산한다

3 기상 시각과 취침 시각을 정한다

평균 수면 시간에 30분을 더해서 잠자리에 누워 있는 시간으로 한다. 기상 시각을 정하면 취침 시각이 정해지며, 이를 철저히 지킨다.

다소 졸리더라도 밤 11시 20분까지는 침대에 눕지 말고 아침 6시가 되면 침대에서 일어납니다. 이처럼 수면 시간을 스스로 통제해 강제적으로 일찍 잠들거나 오래 누워 있는 것을 방지한

다는 의미에서 '수면 제한 요법'이라고 합니다. 제대로 실천하면 확실히 중도 각성과 조기 각성이 줄어든다고 합니다.

"강제적으로 이른 취침과 장시간 누워 있기를 막는다면 중도 각성 또한 저절로 줄어듭니다. 중도 각성은 밤중에 잠에서 깨어 다시 잠들지 못할 때 매우 괴롭습니다. 하지만 수면 제한 요법 을 실천하면 밤중에 잠시 깨더라도 그대로 다시 수월하게 잠들 수 있습니다."(미시마 교수)

🛏 '수면 효율'을 계산해서 수면의 질을 개선

수면 제한 요법을 실천해 기상 시각과 취침 시각을 정한 뒤로도 수면 일지는 계속 작성합니다. 가령 밤 11시 20분에 취침하기로 했는데 아침 6시까지 푹 통잠을 자지 못할 수도 있습니다. 중도 각성이나 조기 각성이 있으면 실제 수면 시간이 6시간에 못 미 칠 가능성도 큽니다.

이런 경우는 1주일씩 평균 수면 시간을 산출해서 [수면 효율] 을 계산해 취침 시각을 재검토하는 것이 좋습니다. 수면 효율이 란 [실제로 잠들었던 시간]÷[침대에 누워 있던 시간]×100으로 산출한 수치(%)입니다.

침대에 6시간 40분 누워 있었고 그동안 계속 잠들어 있었을 경우 수면 효율은 100%가 됩니다. 마찬가지로 침대에 6시간 40분 누워 있어도 실제로 잠들었던 시간이 5시간 30분이라면

'330(분) ÷ 400(분) × 100'으로 수면 효율은 82.5%가 됩니다.

수면 제한 요법에서는 이 수면 효율을 **85~90%** 수준으로 끌어올립니다. 85% 미만이면 잠을 못 자고 누워 있는 시간이 길다는 뜻입니다. 이 경우 필요 수면 시간은 더 짧기 때문에 취침 시각을 15분 늦춥니다.

수면 효율이 90% 이상의 경우에는 오히려 수면이 부족할 수도 있으므로 취침 시각을 15분 더 앞당깁니다. 취침 시각이 아니라 기상 시각을 바꾸어도 괜찮습니다.

"아침에는 가능하면 햇빛 등의 강한 빛은 보지 않습니다. 습관적으로 운동하고 낮잠은 30분 이내로 제한합니다. 밤에는 11시까지 최대한 깨어 있고, 취침하기 2시간 전쯤에 욕조 목욕을 합니다. 이와 함께 수면 제한 요법을 실천합니다. 건강한 사람이라면 이것만으로 중도 각성이나 조기 각성은 줄어들 것입니다."
(미시마 교수)

🛏 깊은 수면이 적어도 만족도는 크다

앞서 말한 방법으로 중도 각성과 조기 각성을 줄이면 수면이 어느 정도 회춘할 수 있습니다. 하지만 아무래도 20대 시절처럼 자기는 어렵겠죠.

"나이가 들면서 수면에 변화가 생기는 것은 자연의 섭리입니다. 원래 고령자는 깊은 잠을 자야 할 필요가 예전보다 줄어들기 마련입니다. 따라서 무리해서 젊은이와 똑같이 자려고 애쓸 필요는 없습니다. 나이와 함께 서파 수면이 줄어도 숙면에 대한 만족도가 큰 중장년들도 많습니다." (미시마 교수)

깊은 수면이 많은 것이 젊은 층 수면의 특징이지만 나이가 들어서도 반드시 그 특징을 유지해야만 하는 것은 아닙니다.

앞에서도 언급했듯이 60대가 되면 매일 7시간씩 자는 것이 어려워지며, 아침까지 단 한 번도 깨지 않고 통잠을 자는 사람도 거의 없습니다. 밤중에 한두 번 중간에 깨더라도 개의치 않고 지내는 사람도 있습니다. 중도 각성이나 조기 각성의 빈도 자체보다는 '낮 동안의 생활에 지장을 주는 것'이 불면증을 정의하는 기준이라는 사실을 명심하시길 바랍니다.

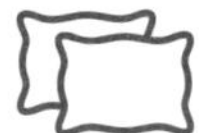

슬기로운
낮잠 생활과 주의 사항

—

일본 수면 과학연구소 소장
노노무라 다쿠토

최근 업무 현장에서 '**낮잠**'의 효능이 재평가되고 있습니다. 졸음을 참고 멍한 머리로 일하기보다는 낮에 짧게라도 눈을 붙이고 개운하게 오후 업무를 이어나가면 일의 효율을 훨씬 높일 수 있습니다. 이것은 비단 기분 탓만이 아니라 과학적으로도 증명된 사실입니다.

점심을 먹으면 졸음을 느끼는 사람이 많습니다. '위에 혈액이 몰려 뇌 혈류량이 줄어들기 때문'은 낭설이고, 진짜 이유는 생체 시계 때문입니다. 점심 식사의 여부와는 상관없이 원래 아침에 일어나서 6~7시간이 지난 오후 무렵이 낮 동안에서 가장 졸린 시간대입니다. 이 타이밍에 짧게 낮잠을 자면 졸음이 해소되고 오후 작업 효율이 향상됩니다. 이것이 바로 '**파워 냅(Power** nap)'입니다.

파워 냅은 짧게 자는 낮잠을 가리키는 용어로, 미국 코넬대학교 사회심리학자 제임스 마스가 붙인 이름입니다. 파워 냅의 기준은 **15~20분 정도**입니다. 푹 잘 수 있는 만큼의 시간은 아닙니다. 지하철에서 살짝 조는 수준 정도입니다. 하지만 오후 업무를 앞둔 점심 식사 후의 낮잠은 이 정도가 딱 적당합니다. **깊게 자버리면 오히려 좋지 않습니다.**

30분 이상 자게 되면 깊은 수면에 들어갑니다. 깊은 수면에 들어가면 PC 전원이 일단 꺼져버리는 것과 같아서, 잠이 깼을 때 뇌가 다시 가동하는 데 시간이 걸려 즉시 업무에 돌입할 수 없습니다. 또 낮에 깊은 수면을 취하면 주된 수면인 밤 수면에 영향을 미치면서 생체 시계의 리듬이 자칫 깨질 수 있습니다.

졸음의 리듬

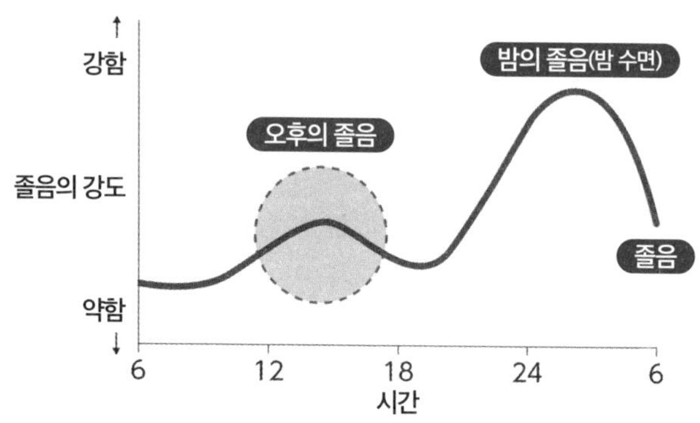

오후에는 졸음의 작은 피크가 찾아온다. 이는 점심 식사 유무와 무관하며, 생체 시계에 따른 것이다 (출처: 일본 수면 과학 연구소)

🛏 오후 낮잠에서 '침대에 눕기'는 금물

일본 수면 과학 연구소 소장을 맡고 있는 노노무라 타쿠토 씨는 "짧게 낮잠을 잘 때 침대에 누워 자는 건 좋지 않습니다. 평평한 침대라면 깊은 수면에 들어갈 수 있고, 식사 후 똑바로 눕는 자세는 역류성 식도염의 원인이 되기도 합니다. 그렇다고 꼿꼿이 앉아서 낮잠을 자기는 어려우므로 리클라이닝 기능이 있는 의자나 소파에 기대어 자는 것이 좋습니다"라고 설명합니다. 일본 수면 과학 연구소는 일본의 유명 침구 브랜드인 니시카와가 1984년에 설립한 연구소입니다.

너무 밝은 곳에서는 잠들기 어렵습니다. 짧은 시간이라도 커튼이나 안대를 사용해 잠이 잘 오는 환경을 갖추는 것이 좋습니다. 벨트나 넥타이처럼 몸을 조이는 물건은 아예 풀거나 느슨하게 하는 것이 도움이 됩니다.

파워 냅 직전에 커피를 마시면 쉽게 잠에서 깰 수 있습니다. 일반적으로 밤에 마시는 커피는 수면에 최악이라고 알려져 있으나, "카페인은 체내에 들어가서 15~20분 뒤에 효과가 나타납니다. 따라서 낮잠 자기 전에 커피나 홍차를 마시면 깨야 할 그 시간에 딱 카페인 효과가 나타나면서 개운하게 눈을 뜰 수 있습니다"라고 노노무라 소장은 설명합니다.

일본 히로시마대학교에서 실시한 실험에서는 20분간 낮잠을 잘 때 '자기 전에 커피', '일어난 직후에 얼굴 씻기', '일어난 직후에 햇볕 쬐기' 등의 행동에 따라 눈이 떴을 때의 주관적 졸음의 강도를 조사했습니다. 그 결과 가장 졸음이 없었던 것은 '자기 전에 커피'였다고 합니다.[7]

🛏️ 집중력이 올라가고 오후 피로가 덜하다

파워 냅의 목적은 오후에 찾아오는 졸음을 쫓아내고, 오후 업무의 성과를 높이는 데 있습니다. 일본 수면 과학 연구소는 니시카와에 근무하는 20대 사원 9명에게 낮잠을 자게 하고, 그 전후로 150개의 계산 문제를 풀게 했습니다.

"그 결과 낮잠을 자면 집중력이 올라가 계산하는 데 걸리는 시간이 짧아지는 것으로 나타났습니다." (노노무라 소장)

이 실험에서는 낮잠을 조용하고 어두운 방에서 자는 경우와 니시카와가 개발한 '촛토네 룸(잠깐 잠 룸)'에서 자는 경우로 비교했습니다. 2019년 니시카와가 도쿄 사무소에 개설한 촛토네 룸은 조명과 소리, 침대 등을 세심하게 설계해 직원들이 이상적인 낮잠을 잘 수 있도록 만든 낮잠 공간입니다.

최대 26명까지 이용할 수 있는 이 공간은 타인의 방해를 받지 않도록 30평의 넓은 공간에 조성되었습니다. 침대뿐만 아니라 탁상 위에 쿠션을 두고 의자에 앉은 자세로 낮잠을 잘 수 있는 자리도 마련되어 있습니다.

조명 밝기를 적절히 낮춘 실내에는 심신을 이완시키는 아로마

향이 감돌고, 잔잔한 파도 소리가 흐릅니다. 또 15분이 지나면 자연스럽게 잠에서 깰 수 있도록 실내조명이 다시 밝아집니다.

직원들의 반응도 긍정적입니다. 점심 식사 후 여기서 15분 낮잠을 잤더니 이전보다 오후 스트레스가 '줄었다' 또는 '다소 줄었다'라고 느낀 사람이 93%, 마찬가지로 오후 졸음이 '줄었다'

파워 냅으로 작업 효율이 향상

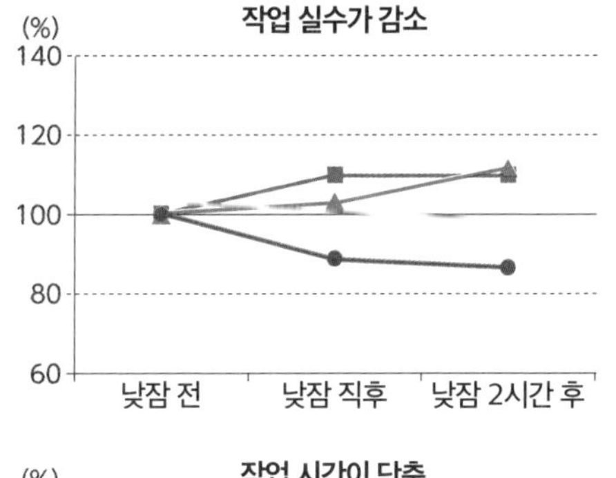

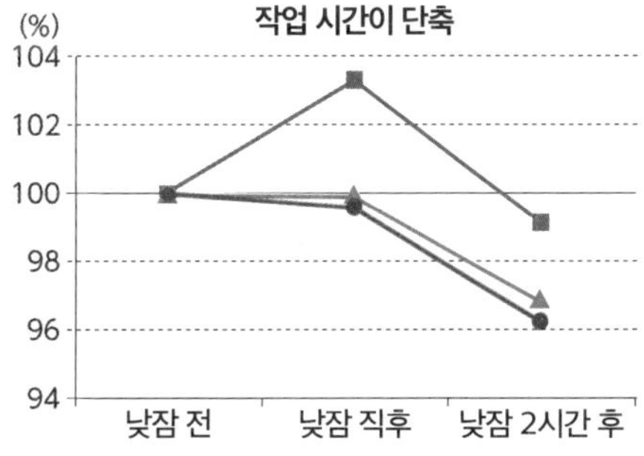

니시카와 20대 사원 9명에게 낮잠을 자게 한 뒤 그 전후로 150개의 계산 문제를 풀게 한 결과, 실수가 줄고 작업 시간이 단축되었다 (출처: 일본 수면 과학 연구소)

또는 '다소 줄었다'라고 답한 사람도 90%에 달했습니다.

"단 15분이지만 머리가 맑아졌다, 의식이 아득해지는 느낌이 무척 편안했다는 소감이 많았습니다." (노노무라 소장)

🛏 낮잠은 늦어도 오후 3시까지 마칠 것

작업 도중의 휴식 시간에 그대로 깨어 있느냐 낮잠을 자느냐에 따라 후반 작업 효율이 어떻게 달라지는지 조사한 연구가 있습니다.

이 연구에서는 청년 10명을 대상으로 1시간 동안 컴퓨터 작업을 시킨 뒤, 20분간 휴식을 취하게 하고 다시 1시간 동안 작업하도록 했습니다. 그 결과 단순히 앉아서 휴식한 경우 후반 작업으로 갈수록 졸음과 피로가 증가했습니다. 반면, 휴식 시간에 낮잠을 잔 경우에는 졸음과 피로가 눈에 띄게 낮아지는 결과가 나왔습니다.[8]

이처럼 파워 냅은 단순히 졸음만 해소하는 것이 아니라 집중력을 높이고 피로를 억제하며 오후 작업 효율을 향상시키는 것으로 확인되었습니다. 이를 활용하지 않을 이유가 없습니다.

재택근무의 경우는 물론, 회사에서도 점심시간이 1시간이라면 15~20분 정도의 낮잠은 잘 수 있습니다. 침대가 아니라 **리클라이닝 기능이 있는 의자나 소파 또는 책상에 엎드려 자는 것**만으로도 충분합니다. 회의실이나 카페, 자기 책상 등 장소를 찾는 것은 그리 어렵지 않을 것입니다.

단, 낮잠을 자는 것은 늦어도 **오후 3시**까지 마쳐야 합니다.
"아무리 수면이 부족해도 가령 **귀가하는 중 지하철에서 자는 것
은 좋지 않습니다**"라고 노노무라 소장은 지적합니다.

저녁 이후의 짧은 잠은 **서파 수면**(성장 호르몬이 분비되는 가장
깊은 논렘수면) 등 밤의 중요한 수면에 지장을 주는 것으로 알려
져 있습니다.

귀가하는 중 지하철에서 종종 자는 사람은 만성적으로 수
면이 부족하다는 증거입니다. 수면 시간을 넉넉히 확보하는 것
은 물론이고 귀가하는 중 지하철에서는 되도록 앉지 않습니다.

"수면 부족은 업무 효율을 떨어뜨립니다. 당연히 밤에 잘 자
는 것이 기본이지만, 충분한 수면 시간을 확보하지 못할 경우에
는 차선책으로 낮잠으로 보충해도 무방합니다." (노노무라 소장)

수면 시간을 충분히 확보하고 점심시간에 파워 냅을 도입해
업무 효율을 높이시길 바랍니다.

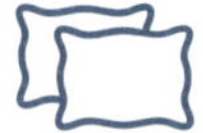

잠들기 힘든 열대야에서 쾌적한 숙면이 가능한 비결

—

일본 와요 여자대학교 가정학부 복식조형학과 부교수
미즈노 가즈에

🛏 밤에는 심부 체온이 떨어지면서 잠이 온다

열대야가 계속되는 여름은 1년 중 가장 잠들기 힘든 계절입니다. 그런데 왜 더우면 쉽게 잠들지 못하는 걸까요? 수면 시의 체온 조절에 관한 전문가이신 일본 와요 여자대학교 부교수 미즈노 가즈에 씨에게 그 이유에 대한 설명을 들었습니다.

밤늦은 시간이 되면 '심부 체온'이 하강하면서 잠이 오기 시작합니다. 심부 체온은 평소 수면의 메커니즘에 관심이 많은 사람이라면 한 번쯤 들어본 적이 있을 것입니다. 실은 열대야에 잠이 오지 않는 이유도 여기에 있습니다. "기온이 어느 정도 이상으로 높아지면 **심부 체온이 떨어지지 않기 때문**에 잠들기가 어려워지는 것입니다"라고 미즈노 부교수는 설명합니다.

심부 체온이란 글자 그대로 '몸 깊숙한 부분의 체온'을 의미합니다. 가정용 체온계로 측정하는 표면 체온보다 약 1℃ 높은 평균 37℃ 전후입니다. 참고로 연구 시에는 항문에서 10cm 정도 안쪽에 센서를 넣고 직장 온도를 측정하는 경우가 많습니다. 이 심부 체온은 늘 일정한 것은 아니며 24시간 주기로 변합니다.

"심부 체온은 저녁 5~6시 정도에 가장 높아집니다. 이후 서서히 내려가다가 **새벽 3~4시에 가장 낮아집니다.** 잠을 자지 않아

AVA 혈관의 예시도

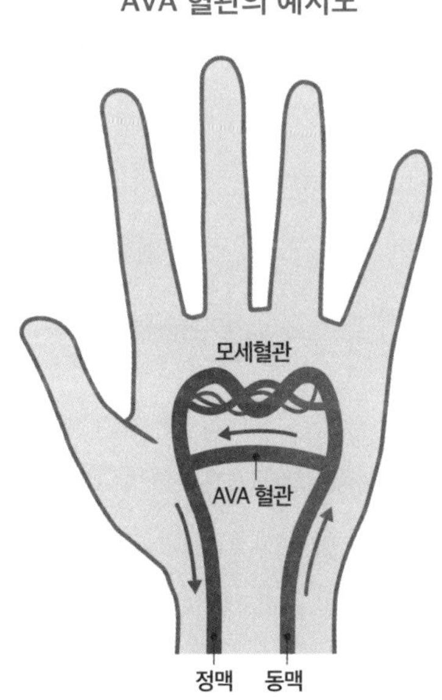

동정맥 문합(AVA) 혈관은 체온을 조절하는 특수한 혈관이다. 손의 경우 손바닥 면에 있으며 발의 경우 발바닥에 있다

도 떨어지며, 잠을 자면 더 떨어집니다. 심부 체온이 떨어지는 시간대에는 잠이 잘 오고, 올라가는 시간대에는 잠들기가 어려운 것으로 알려져 있습니다." (미즈노 부교수)

평소 침대에 들어가기 2시간 전쯤이 되면 뇌의 송과체에서 졸음을 유발하는 호르몬인 멜라토닌이 분비되기 시작합니다. 심부 체온은 이미 그 전부터 서서히 떨어지다가 취침 30분 전쯤에 체내 열을 밖으로 방출하는 '열 방산'이 일어나면서 손발 등의 말초 피부 온도가 상승합니다. 이때 심부 체온은 급격하게 떨어집니다. 졸릴 때 손바닥이 따뜻해지는 것은 이 때문입니다. 이 타이밍에 침대에 들어가면 수월하게 잠들 수 있습니다.

손과 발의 말단에는 동맥과 정맥이 모세혈관을 통하지 않고 직접 연결된 **AVA**(Arteriovenous Anastomoses, 동정맥 문합) 혈관이라 불리는 혈관이 있습니다. 손발이 따뜻해지는 이유는 이곳의 혈류가 증가하기 때문입니다. **이 혈관은 매우 굵기 때문에 효율적으로 체내 열을 방출해 심부 체온을 떨어뜨립니다.**

🛏 낮잠 시의 심부 체온

오늘날 직장인 중에 업무 효율을 높이고 피로도 회복되는 단시간의 낮잠 '파워 냅'을 실천하는 사람들이 늘고 있습니다. 그렇다면 낮잠을 잘 때 심부 체온은 어떻게 될까요?

"낮잠을 자면 심부 체온이 떨어집니다." (미즈노 부교수) 이때 주의할 점은 누워서 30분 이상 자지 않는 것입니다. 누워서 30분 넘게 낮잠을 자면 깊은 수면에 빠져 잠에서 깨어나기 어려울 뿐만 아니라 일어난 후에도 정신이 맑지 않아 바로 업무에 복귀하기 어렵기 때문입니다.

파워 냅을 실천할 때는 오후 3시 전에 15~30분 정도로 짧게 자는 것이 좋습니다. 오후 3시 넘어 낮잠을 자게 되면 밤 수면에 지장이 생길 가능성이 있습니다.

🛏 쾌적하게 잠잘 수 있는 에어컨 온도

수면 시 심부 체온은 실내 온도의 영향도 크게 받습니다. 밤이 되어도 실내 온도가 여진히 높으면 AVA 혈관 확장에 따른 열 방산이 정체되어 체내에서 열이 잘 빠져나가지 못하게 됩니다. 그러면 심부 체온이 떨어지지 않으므로 결과적으로 잠을 못 자고 계속 뒤척이게 됩니다.

예전에 미즈노 부교수는 평균 25세의 건강한 남성 9명을 대상으로 **고온 다습한 환경이 수면에 미치는 영향을 조사하는 실험**을 했습니다. 실내 온도 26℃ 습도 50%의 쾌적한 환경과, 실내 온도 32℃ 습도 80%의 고온다습한 환경에서 각각 잠을 잤을 때의 심부 체온을 측정한 결과, 실내 온도 32℃ 습도 80%의 고온다습한 환경에서는 확실히 심부 체온이 쉽게 떨어지지 않는 것으로 나타났습니다.[9]

또 중도 각성 시간이 대폭으로 늘어나고 반대로 서파 수면(가장 깊은 논렘수면)은 대폭으로 감소하는 사실도 확인되었습니다. 실내 온도와 습도가 높은 환경에서는 억지로 잠을 자도 얕은 잠밖에 못 자는 것입니다.

"사람이 쾌적하게 잠잘 수 있는 기온의 상한 온도는 28℃로 알려져 있는데, 이보다 높으면 손발의 혈류가 늘어나도 열이 방출되지 않기 때문에 심부 체온이 떨어지지 않습니다. 수면이 부족하면 다음 날 온열 질환에 걸릴 위험이 높아진다는 것도 알려져 있습니다. **기온이 30℃가 넘는 밤에는 에어컨을 잘 활용해서 실내 온도를 28℃ 이하로 낮추는 것이 좋습니다.**" (미즈노 부교수)

최저 온도가 따로 정해져 있는 것은 아니지만, 미즈노 부교수는 "너무 많이 내려가면 아침에 일어나 침실 밖으로 나왔을 때의 온도 차가 커지므로 솜이불이 필요할 정도로 온도를 내리는 것은 좋지 않습니다"라고 조언합니다. 일반적으로 **냉방 설정 온도는 26~28℃ 정도**가 적당합니다.

한 가지 유념해야 할 점은 에어컨 설정 온도와 실제 실내 온도는 다를 수 있다는 것입니다. 침실에 온도계를 놓고 실제 온도를 보면서 실내 온도를 조절하는 것이 좋습니다.

참고로 일본기상협회 일기예보 사이트인 'tenki.jp'에서는 미즈노 부교수가 감수하는 **'수면 지수'**를 매일 발표하고 있습니다. 날씨가 따뜻한 시기(4~9월)에는 일본 전국의 각 시·군·구 단위로 '무더위로 잠들기 힘든 밤', '다소 무더움', '다소 더움', '잠자기 쾌적함', '다소 쌀쌀한 밤'의 5단계로 평가하므로 참고하시길 바랍니다. '무더위로 잠들기 힘든 밤'에는 주저하지 마시고 에어 컨을 켜시길 바랍니다.

🛏 밤새 계속 에어컨을 켜놓고 자도 될까요?

열대야일 때는 설정 실내 온도를 지나치게 낮추지 않게 조심하면서 **밤새 내내 에어컨을 켜놓고 자는 것이 가장 좋습니다.** 많은 분이 경험해보셨겠지만 막 잠들기 시작하는 1~2시간만 타이머를 설정해 놓고 자면 결국 새벽에는 더워서 잠이 깹니다.

미즈노 부교수에 따르면 "수면 중에는 체온 조절 기능이 떨어져 기온이 높아지면 본능적으로 잠이 깨면서 체온을 조절하기 때문"이라고 합니다. 더워서 잠이 깬다는 것은 자지 못할 만큼 덥다는, **몸이 보내는 SOS 신호**인 셈입니다. 밤중에 깨서 귀찮게 에어컨을 켰다 껐다 반복하기보다는, 차라리 과감하게 켜놓고 훨씬 쾌적하게 잠을 자는 것이 좋습니다.

하지만 에어컨 바람을 별로 좋아하지 않는 사람도 있을 것입니다. 새벽이 되면 추워서 잠이 깬다거나 에어컨 사용을 최대한 자제하고 싶은 사람도 많습니다.

"밤새 내내 에어컨을 켜놓는 것이 부담스럽다면 **수면 전반부 4시간 동안만 냉방을 사용**하는(타이머로 4시간 후에 꺼지도록 설정) 것을 권합니다." (미즈노 부교수)

수면 전반부는 심부 체온이 떨어지는 중요한 시간대로, 깊은 수면인 서파 수면이 이때 집중적으로 나타납니다. 더워서 2시간 만에 잠에서 깨버리면, 그만큼 서파 수면도 줄어들게 됩니다.

이에 미즈노 부교수는 수면 전반부 4시간만 또는 후반부 4시간만 냉방을 사용하면 어떤 차이가 생기는지를 조사한 적이 있다고 합니다. 그 조사 결과, 전반부에만 사용한 경우는 **서파 수면에는 영향이 없었고** 냉방이 꺼진 후반부에 중도 각성이 늘어났다고 합니다.

반면, 후반부만 사용한 경우는 **서파 수면이 확실히 감소했고,** 새벽녘에 심부 체온이 급강하했습니다. 기상 시의 심부 체온은 밤새 내내 켜놓은 경우보다 낮아져 있었습니다.[10] 이런 경우 컨디션이 나빠지기 쉬운 데다가 심부 체온이 낮은 상태로는 아침에 일어나기도 어려워집니다.

"자는 도중 더워서 잠이 깼는데 땀이 난 상태로 냉방을 틀면, 몸이 과도하게 식으면서 중도 각성이 잘 일어나게 됩니다. 더워서 잠이 깨 에어컨을 켤 때는 땀을 잘 닦고, 잠옷이 젖었으면 갈아입는 것이 좋습니다." (미즈노 부교수)

🛏 심부 체온을 원활하게 떨어뜨리려면

자려는 시각에 원활하게 심부 체온을 떨어뜨리려면 **샤워뿐만 아니라 욕조 목욕(입욕)을 하는 것**이 좋습니다. 욕조 목욕을 하면 심부 체온이 올라가면서 평소보다 심부 체온이 급격히 떨어집니다. **취침 전 심부 체온이 급격히 떨어지면 쉽게 잠들 수 있고, 깊은 수면도 늘어나는 것**으로 밝혀졌습니다.

단, 취침 직전에 뜨거운 물에 들어가는 것은 오히려 역효과가 납니다. 그대로 잠자리에 들어도 심부 체온이 높아진 상태이므로 잠들기 어렵습니다. **취침 시각 30분~1시간 전에 미지근한 물에 들어가는 것이 좋습니다.**

그 밖에, **무더운 여름철에는 다소 단단한 매트리스나 요(깔개)가** 잠들기에 좋습니다. 몸에 닿는 면적이 줄면서 몸의 열이 갇히지 않고 더 잘 발산되기 때문입니다. 매트리스나 요가 푹신하면 몸이 가라앉으면서 열이 갇히게 됩니다. "침대 패드를 마(麻)처럼 다소 딱딱한 소재로 바꾸는 것이 좋습니다. 덮는 이불도 마 소재로 바꾸면 보송보송하니 여름밤에 쾌적하게 잠들 수 있습니다"라고 미즈노 부교수는 조언합니다.

냉각 베개나 물베개도 효과적입니다. 머리 안에는 많은 혈액이 흐르는 뇌가 있으므로 물리적으로 냉각시키면 뇌의 열이 쉽게 발산됩니다. 고온다습한 환경에서 냉각 베개를 사용하면 땀 분비량과 기상 시의 심부 체온이 낮아진다는 사실도 확인되었습니다.[11]

"고령자는 심부 체온의 변화가 적으므로 수면 중에도 심부 체온이 잘 떨어지지 않습니다. 어르신 중에 냉방을 싫어하시는 분들이 많은데, **기온이 높은 실내에서 선풍기만 돌려봤자 뜨거운**

공기만 순환시킬 뿐입니다. 쾌면과 온열 질환의 예방을 위해 더운 여름밤에는 참지 말고 에어컨 등 냉방을 하시길 바랍니다. 또 고령자는 수면 중 탈수가 일어나기 쉬우므로, 특히 더운 여름밤에는 자기 전과 기상 시에 물을 마시는 것이 중요합니다."
(미즈노 부교수)

이러한 점들을 참고해 잠 못 이루는 열대야를 슬기롭게 이겨 내시길 바랍니다.

제 6 장

'쾌면 침실' 조성하는 방법

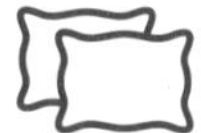

쾌면에는 푹신한 베개보다 딱딱한 베개가 좋다

—

일본 고바야시 정형외과 클리닉 원장
고바야시 게이조

🛏 소홀해지기 쉬운 수면 자세

"원활한 입면과 상쾌한 기상도 물론 중요하지만, 가장 중요한 것은 '자는 동안의 상태'"라고 지적하는 것은 일본 고바야시 정형외과 클리닉 고바야시 게이조 원장입니다. 수면 자세가 좋으면 쾌면을 취할 수 있다고 강조합니다.

고바야시 원장은 "좋은 수면 자세란 '뼈나 관절, 근육이 이완되어 있고 **잘 때 뒤척임이 원활하게 가능한 상태**'입니다. 좋은 수면 자세를 취하기 위해서는 침구, 그중에서도 '베개'가 중요합니다. 아침에 일어났을 때 어깨나 허리, 머리가 아프다면 베개가 맞지 않을 가능성이 큽니다. 어깨 뭉침, 손발 저림, 어지러움, 코골이, 굽은 등도 베개를 바꾸기만 해도 좋아질 수 있습니다"라고 조언합니다.

🛏 지금 사용하는 베개가 나에게 맞을까?

최근 수면 의학계에서는 수면 시 뒤척임에 주목하기 시작했습니다. 잘 때 뒤척이면 혈액 순환이 좋아지고, 몸의 특정 부위에 가해지는 부담을 줄일 수 있습니다. **잠버릇이 너무 없는 것도 문제**가 될 수 있는데, 같은 부위가 2시간 넘게 눌리면 욕창이 생기기 쉽습니다. 고바야시 원장에 따르면 건강한 사람은 하룻밤에 20~30회 뒤척인다고 합니다.

생각해 보면 낮에 한 자세로 가만히 있는 것도 괴로운 일입니다. 그뿐만 아니라 가만히 앉아 있는 좌식 생활 방식도 건강에 해로운 것으로 밝혀졌습니다. 36,000명 이상의 데이터를 분석한 연구에 따르면 앉아 있는 시간이 가장 긴 사람들의 사망률이 가장 짧은 사람들보다 2.63배나 높았습니다.[1] "자는 동안에는 체온이 내려가고 몸도 굳습니다. 각성 시만큼 자는 동안 자세를 바꾸는 것이 중요합니다"라고 고바야시 원장은 지적합니다.

이런 뒤척임을 수월하게 만들고 관절과 근육이 이완되는 데 가장 중요한 역할을 하는 것이 바로 베개입니다.

"가령 똑바로 누워서 자면 혀가 기도로 밀려 내려가면서 코를 골게 됩니다. 옆으로 누우면 바로 호흡이 편해지는데, 이때 뒤척이지 못하면 호흡이 멈출 수 있습니다. 베개를 뒤척임이 편한 베개로 바꾸기만 해도 가벼운 수면무호흡증이 나아지기도 합니다." (고바야시 원장)

뒤척임이 수월하지 않으면 수면의 질이 나빠지는데, 이것이 중장년들의 흔한 고민인 중도 각성이나 야간 빈뇨의 원인이 되기도 합니다.

아침에 일어났을 때 다음 같은 현상이 보인다면 사용하는 베개가 본인과 맞지 않을 가능성이 있습니다.

- 베개가 도넛 모양처럼 쑥 들어가 있다
- 베개 위치가 자기 전과 바뀌어 있다
- 머리가 베개에서 벗어나 있다
- 베개 끝이 어깨선 아래로 밀려 있다
- 손이 베개 밑으로 들어가 있다

도넛 모양처럼 쑥 들어가 있다는 것은 베개가 너무 푹신함을 의미합니다. 푹신한 오리털 베개나 우레탄 소재로 된 메모리폼을 부드럽고 편안하게 느끼는 사람도 많을 것입니다. 하지만 푹신한 베개는 머리가 너무 푹 들어가 자세가 고정되면서 뒤척이기가 불편해집니다.

수월하게 뒤척이려면 **"푹신한 베개보다는 변형이 잘 안되는 딱딱한 베개가 좋습니다"**라고 고바야시 원장은 말합니다. 푹신한 베개는 짧은 잠에는 좋지만 오래 자는 잠에는 적합하지 않다고 합니다.

일어났을 때 머리가 베개에서 벗어나 있는 경우는 베개 폭이 좁을 가능성이 있습니다. 좌우로 수월하게 뒤척이려면 어깨 폭보다 베개 폭이 넓어야 합니다. 적어도 폭이 50~60cm 이상이 되는 베개가 좋습니다.

🛏 목이 꺾이는 각도는 약 15도가 적당

앞서 베개 폭에 관해 설명했지만 사실 베개를 고를 때는 '높이'가 가장 중요합니다. 사람의 머리 무게는 4kg이 넘기 때문에 생각보다 목에 큰 부하가 걸립니다. 따라서 **수면 중에는 목에 부담이 덜 가고 호흡이 편한 자세를 취하는 것이 중요**합니다. 베개 높이가 맞지 않으면 목이 불편한 각도로 꺾이고 신경이 눌리게 됩니다. 그 결과 담이 들거나 어깨가 결리기 쉽고 호흡이 불편해집니다.

고바야시 원장에 따르면 이상적인 베개 높이는 **'목의 각도가 약 15도가 되는 높이'**라고 합니다. 목이 약 15도가 되면 머리와 등의 두 지점으로 몸을 탄탄하게 받칠 수 있으므로 호흡이 편해지고 근육도 잘 이완되는 것으로 밝혀졌습니다.

하지만 실제로 베개를 구매할 때 일일이 각도를 측정하기란 쉽지 않습니다. 목이 곧게 펴지는지, 똑바로 누워도 옆으로 누워도 편안한지, 그리고 뒤척임이 자유로운지 등을 기준으로 선택하는 것이 좋습니다. 알맞은 베개 높이는 개인 체격에 따라 다르지만, 평균적으로 남성은 7.5cm, 여성은 6cm라고 합니다.

"**베개 높이는 5mm 단위로 조절이 필요합니다.** 고작 5mm라 생각할 수도 있지만, 신발 크기도 255mm와 260mm는 제법 차이가 큽니다. 비율로 따지면 베개의 5mm가 신발보다 훨씬 차이가 크죠. 게다가 매일 사용하는 물건이니, 신발 고를 때처럼 5mm의 차이에도 세심하게 신경을 쓰는 것이 좋습니다." (고바야시 원장)

참고로, 야마다 슈오리 베개 연구소와 제휴를 맺고 있는 고바야시 정형외과 클리닉에서는 맞춤형 베개를 제작할 수 있습니다. 야마다 슈오리 베개 연구소에서 파견된 베개 진단 기사가 약 50분 동안 의뢰인의 목 각도와 어깨 폭을 측정해 의뢰인에게 가장 적합한 베개를 제작, 택배로 배송합니다. 이용 요금은 3~4만엔 정도.

한편 "비싼 개인 맞춤형 베개가 아니더라도 집에서 **직접 본인에게 맞는 베개를 만들 수 있습니다.** 높이를 바꾸어보면 베개의 높이 차이로 잠잘 때의 편안함이 달라지는 것을 직접 체험할 수 있어서, 베개의 중요성을 더욱 실감할 수 있습니다"라고 고바야시 원장은 말합니다. 다음은 직접 만드는 방법에 대한 설명입니다.

🛏 '나만의 베개' 만들기

준비물은 '타올 담요(140×200cm 크기)'와 '두툼한 발 매트(50×90cm, 두께 1cm 정도)'의 두 가지입니다. 모두 털이 짧고, 단단한 것이 좋습니다. 두 준비물을 ①~④의 순서대로 각각 접어서 겹쳐 놓습니다.

① 타올 담요는 십자 모양으로 4등분해 접은 후, 다시 Z자 모양으로 3등분해 접는다.
② 발 매트를 Z자 모양으로 3등분해 접는다.
③ 발 매트 위에 타올 담요를 올려놓는다. 이때 타올 담요는 목 부분부터 한 장씩 걷어낼 수 있는 방향으로 세팅한다.
④ 밀려서 모양이 흐트러질 것 같으면 양끝을 끈 등으로 고정한다.

나만의 베개가 완성되면 이제 높이를 조절합니다. 먼저 똑바로 눕고 목구멍이 답답하지 않은지, 목덜미나 목이 불편하지 않은지 살펴봅니다. 이어서 옆으로 누워서 등뼈가 바닥과 수평을 이루는지, 어깨나 얼굴이 눌리지 않는지 등을 확인합니다. 베개가 높게 느껴지면 타올 담요를 한 장씩 걷어서 높이를 조절합니다. 너무 낮은 것 같으면 다른 타올을 얹어서 높이를 조절합니다.

최종적으로 뒤척임이 자유로운지를 확인합니다. 똑바로 누워

'나만의 수제 베개' 만드는 방법

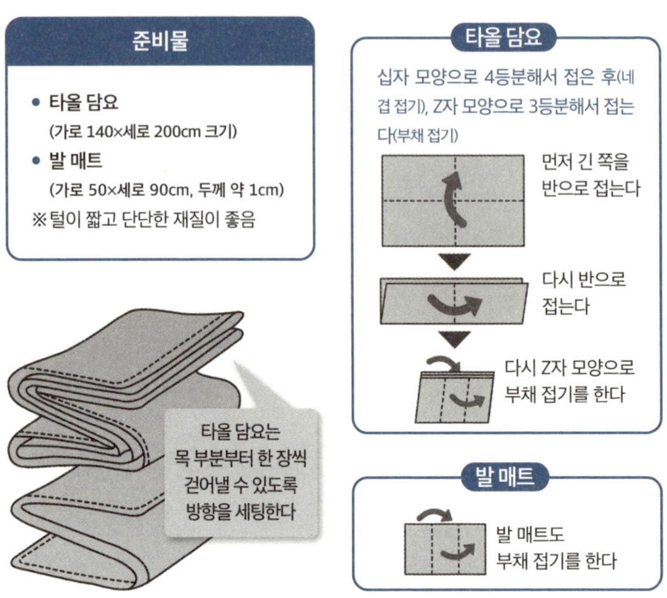

타올 담요와 발 매트를 이용한 '나만의 수제 베개' 만들기

양팔을 가슴 위에서 교차합니다. 그리고 좌우로 뒤척여봅니다.

"이때 온몸이 한 번에 휙 돌아가는 것이 좋습니다. 뒤척일 때 어깨가 먼저 움직이고 나서 뒤따라 허리가 움직인다거나, 힘이 많이 필요하다면 베개 높이가 맞지 않는다는 증거입니다." (고바야시 원장)

어렵게 자신에게 꼭 맞는 베개를 찾았더라도 세월이 지나고 체형이 변하면 다시 맞지 않게 될 수도 있습니다. 나만의 수제 베개라면 설령 그렇게 되더라도 쉽게 높이를 조절할 수 있습니

베개 높이 조절하기

베개를 어깨선까지 깊숙이 밀어 넣는다. 목과 베개가 멀어지면 불안정해진다

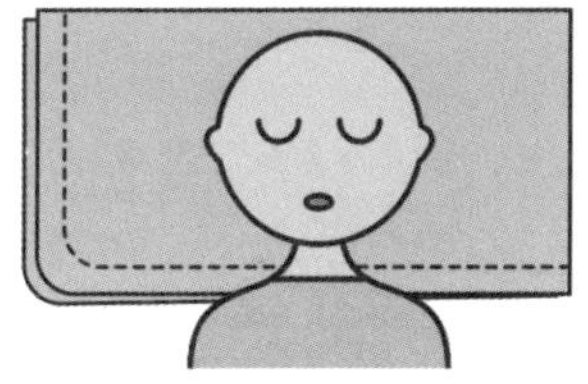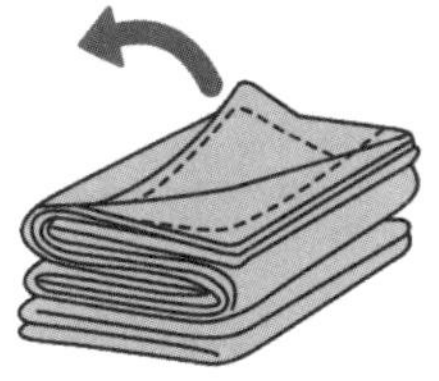

베개 높이가 맞지 않으면 조절한다. 베개가 높은 느낌이 들면 타올 담요를 한 장씩 걷어서 높이를 조절한다. 너무 낮을 때는 다른 타올을 추가해서 높이를 조절한다

뒤척임이 자유로운지 확인하기

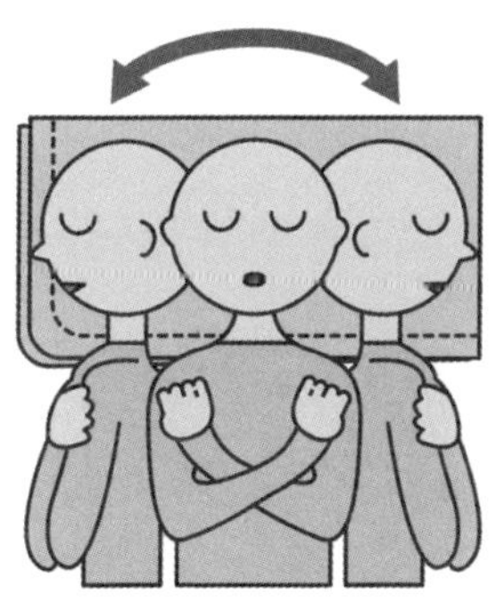

별로 힘이 들지 않고 온몸을 동시에 회전할 수 있어야 좋다. 뒤척임이 자유로운지 확인한다

* 그림은 야마다 슈오리 지음, 『수면 자세 혁명』(국내 미발간), 고바야시 게이조 지음, 『정형외과 의사라서 가르칠 수 있는 몸과 마음이 편안해지는 '쾌면' 기술』(국내 미발간)의 내용을 바탕으로 작성했다

다. 본인에게 맞지 않는 베개 때문에 고민이라면 한번 시도해보시기 바랍니다.

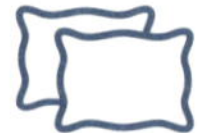

'중량 이불'은 꼭 감싸주는 듯한 안정감을 준다

—

일본 국립 연구개발법인 산업 기술 종합연구소 주임연구원
야마우치 노도카

🛏 북유럽에서는 발달 장애 환자용으로 보급

이불을 고를 때 오리털 이불처럼 '가볍고 따뜻한' 것을 선호하는 경우가 많지만, 일부러 '무거운' 이불을 고르는 사람도 있습니다. 실제로 적당한 무게감이 있는 이불, 이른바 중량 이불이 오히려 더 잠을 잘 오게 한다는 점에 착안해 최근 여러 업체에서 중량 이불을 선보이고 있습니다. 이번에는 중량 이불을 판매 중인 일본 프랑스 베드 사를 통해 중량 이불의 장단점 등에 대해 알아보았습니다.

중량 이불의 가장 큰 특징은 밀착감입니다. 몸에 착 감기는 느낌 때문에 '누군가가 폭 안아주는 것 같은 안정감'을 얻을 수 있다고 합니다. 가벼운 이불에 비해 몸과 이불 사이에 틈이 없어 보온성이 높습니다.

예를 들어, 프랑스 베드가 2020년에 치매와 발달장애인용으로 출시한 '웨이티드 Hug(허그) 이불'은 폴리에스테르 섬유로 된 중량 충전재를 넣어, 약 1~4kg인 일반 이불보다 훨씬 무거운 6kg입니다. 이 회사에서 개발을 담당하고 현재 일본 국립 연구 개발법인 산업 기술 종합연구소에서 주임연구원으로 재직 중인 야마우치 노도카 연구원은 개발 경위를 다음과 같이 말했습니다.

"2014년에 개발을 시작하고 상품화되기까지 약 6년이 소요되었습니다. 북유럽에서는 이미 1990년대부터 발달 장애 환자용 침구로 **웨이티드 블랭킷**(Weighted Blanket)이라 불리는 중량 이불이 있었습니다. 중량 이불이 환자의 정신적 안정감과 편안한 수면을 돕는다는 이유 때문입니다. 훗날 이것이 **발달 장애 환자뿐만 아니라 치매나 우울증 환자의 숙면에도 도움이 된다**는 사실이 밝혀지면서 병원을 비롯해 시설, 가정에도 널리 보급되었습니다. 하지만 아쉽게도 일본에는 비슷한 제품이 없었으므로 중량 이불을 개발하기로 한 것입니다."

스웨덴 카롤린스카 의과대학의 조사에서도 그 효과가 보고되었습니다.[2] 우울증, 양극성 장애, 불안장애, ADHD(주의력결핍 과잉행동장애) 환자 120명을 두 그룹으로 나누어 '중량 이불'과 '경량 이불'로 4주간 잠을 자게 한 실험에서는 중량 이불을 사용한 그룹에서 불면이 확실히 개선되고 불안과 우울 증상도 경감되었다고 합니다.

🛏 무게와 감촉을 철저히 연구, 일본 시장용으로 개발

북유럽에서 사용되는 웨이티드 블랭킷 중에는 14kg의 제품도 있지만, 이불이 무겁다고 해서 무조건 좋은 것은 아닙니다. **"몸무게의 5~10% 무게가 가장 적당합니다."** (야마우치 연구원)

이에 따라 야마우치 연구원은 체구가 작은 일본 고령자를 고려해 6kg, 8kg, 10kg의 세 가지 시제품을 제작했습니다. 이를 일반 성인을 대상으로 테스트해 수면 중 심박수와 호흡수, 주관적 수면 만족도 등을 조사한 결과, 일본 시장의 제품화에는 '6kg이 최적'이라는 결론을 내렸습니다.

그리고 야마우치 연구원은 북유럽에서 판매하는 각종 웨이티드 블랭킷을 기능부터 수면 만족도까지 다방면으로 철저히 분석하고 연구했습니다.

가령 중량감을 내기 위해 중량 충전재로 플라스틱 구슬이나 금속 사슬을 사용한 기존 제품들은 촉감이 투박하고 차가웠습니다. 이러한 촉감은 북유럽인에게는 받아들여질 수 있지만, 일본인에게는 거부감이 있을 거라 판단했습니다.

최종적으로 감촉이 부드럽고 보습성이 뛰어난 폴리에스테르를 중량 충전재로 채택해 3층 구조의 중량 이불을 설계했습니다. 야마우치 연구원은 "수많은 테스트를 반복하고 조절하면서 누군가 포근하게 안아주는 듯한 안정감을 구현하려 노력했습니다"라며 당시를 회상했습니다.

3층 구조로 포근한 포옹의 느낌을 구현

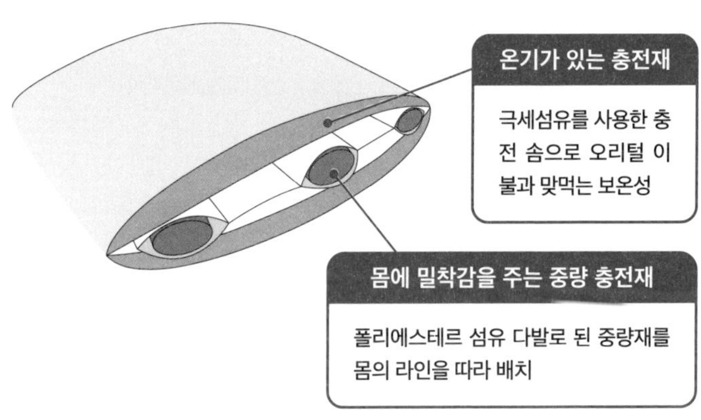

야마우치 연구원이 개발에 참여한 '웨이티드 Hug 이불'. 독자적인 3층 구조로 '포근하게 안아주는 느낌'을 구현했다.

(사진 제공: 일본 프랑스 베드)

🛏 치매 환자의 수면 시간이 늘어나고 요양 등급이 완화

야마우치 연구팀은 80대의 알츠하이머 치매 여성에게 '웨이티드 Hug 이불'을 5개월 동안 사용하게 한 후 효과를 검증했습니다. 이 여성은 밤낮이 역전되어 밤에 배회하는 일이 잦았는데, 사용 후 수면 시간이 늘어나고 야간 배회가 줄어든 것이 확인되었습니다.

중도 각성과 배회 빈도

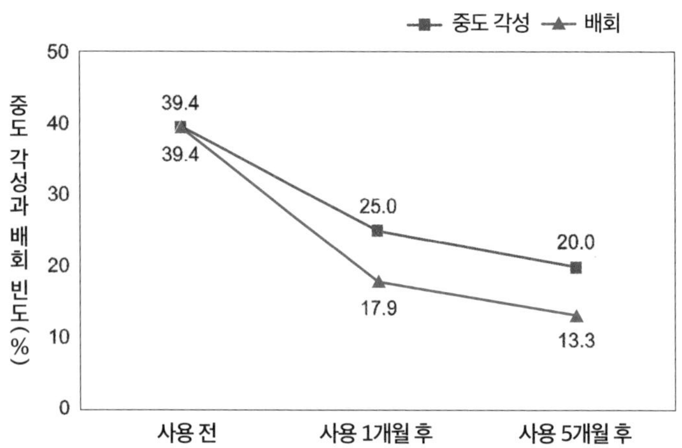

중량 이불을 사용하게 한 후 중도 각성과 배회 빈도를 사용 전, 사용 1개월 후, 사용 5개월 후로 비교했다. 그 결과 중량 이불을 사용하면 중도 각성과 배회 빈도가 줄어드는 것으로 나타났다. (그래프: 야마우치 연구원이 제공한 자료를 바탕으로 작성. Psychogeriatrics. 2021 Mar;21(2): 239-242)

사용 전과 5개월 후의 데이터를 비교한 결과 평균 수면 시간이 7.9시간에서 8.8시간으로 늘어났을 뿐만 아니라, 중도 각성 빈도가 39.4%에서 20.0%, 배회 빈도가 39.4%에서 13.3%로 각각 감소했습니다. 그 결과 낮 동안의 활동성이 향상되고 요양 등급이 두 등급 개선되었다고 합니다.

그럼 왜 중량 이불을 사용하면 수면이 양호해지는 것일까요?

"의학적 메커니즘은 아직 규명되지 않았지만, 이불이 몸에 착 감길 때 느끼는 '안아주는 듯한 포근함'이 심리적 안정감을 주는 데 큰 역할을 하는 것으로 보입니다. 몸에 적당한 압박 자극을 가하면 **스트레스 호르몬인 코르티솔이 감소하고 세로토닌과 옥시토신의 분비가 증가하는 것**으로 밝혀져 있습니다.[3]" (야마우치 연구원)

세로토닌은 노르아드레날린을 억제해 스트레스에 대한 반응을 감소시켜 정신을 안정시키고, 행복감을 증가시키는 신경전달물질입니다. 분비가 줄어들면 불면증이나 우울증을 유발하는 것으로 알려져 있습니다.

🛏 무겁다고 꼭 좋은 것만은 아니다

치매나 발달장애인을 위한 복지 용구로 중량 이불이 개발된 경위는 앞서 설명한 바와 같습니다. 그렇다면 일반인 중 어떤 유형이 이러한 중량 이불로 숙면을 이루기 쉬울까요?

이에 대해 야마우치 연구원은 "역시 **불안감이 높은 사람**입니다. 치매나 발달 장애가 아니더라도 강한 불안감 때문에 고민하는 사람이 의외로 많습니다. 그런 사람들의 숙면에도 중량 이불은 어느 정도 도움이 될 것입니다"라고 대답합니다.

코르티솔이 감소하고 세로토닌과 옥시토신이 증가하면 불안감과 스트레스가 감소하면서 마음이 편안해집니다. 이불이 무거우면 보온성이 높아지는데 이러한 따뜻함 또한 심리적 안정감으로 이어지는 요인으로 생각됩니다.

어릴 적 엄마의 품에 포근하게 안겼던 느낌과 유사하다는 점역시 심리적 안정감을 제공합니다.

반면, 밀착감이 강한 중량 이불에도 단점은 있습니다. **강한 압박감으로 뒤척이기가 불편하다**는 점입니다. 뒤척임이 원활하지않으면 잠자리가 불편해지고 혈액 순환에 방해가 됩니다.

참고로 '웨이티드 Hug 이불'은 근력이 약해져 이불을 들기 어려운 고령자의 경우 발생할 수 있는 수면 중 질식할 위험성이나, 편한 뒤척임을 고려해 상하 15cm에는 중량 충전재를 넣지 않게 설계되어 있습니다.

그 밖에 주의할 것은 어느 정도 가슴을 압박하게 된다는 점입니다. "심장질환이나 폐 질환이 있는 경우 사용 전에 전문의와 상담할 필요가 있습니다." (야마우치 연구원)

밀착감과 압박감, 그리고 보온성과 열기로 인한 답답함은 동전의 양면과도 같습니다. 잠이 잘 오는 이불의 무게는 사람마다 모두 다르므로 야마우치 연구원 역시 "무거운 이불이 누구에게나 숙면을 보장한다고 단정할 수는 없습니다. 본인의 숙면에 도움이 되는지 안 되는지, 일정 기간 사용해보는 것이 중요합니다"라고 말합니다.

직장 스트레스나 심한 불안 때문에 잠을 푹 못 자는 날이 이어진다면 한 번쯤 '무거운' 이불을 사용해보는 것도 하나의 방법이 될 것입니다.

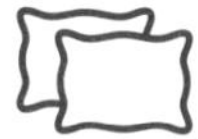

'매트리스' 선택,
사전 확인 시 필수 포인트

—

일본 파라마운트 베드 수면 연구소 소장
고구레 다카마사

🛏 수월한 뒤척임이 중요하다

매트리스는 베개나 이불과 함께 숙면에 있어서 매우 중요한 침구입니다. '푹신하고 부드러운 게 좋다'는 사람도 있는가 하면 '얇으면서 약간 단단한 쪽이 잠이 잘 온다'라는 사람도 있습니다. 그렇다면 숙면하기 위해서는 과연 어떤 매트리스를 선택해야 할까요?

일본 파라마운트 베드 수면 연구소 고구레 다카마사 소장은 "매트리스에서 중요한 요소는 두 가지"라고 말합니다.

"우선, **뒤척임이 수월해야** 합니다. 뒤척임이 수월한 것과 그렇지 않은 것을 비교했더니 수면 상태가 분명히 달라진다는 데이터가 있습니다. 구체적으로 폭과 탄력성에 따라 뒤척임의 수월한 정도가 바뀌고 수면의 질 역시 달라집니다.”(고구레 소장)

뒤척임에는 몇 가지 중요한 역할이 있다고 합니다. 첫 번째로 **체온의 조절**입니다. 더울 때 이불 밖으로 팔을 내밀어 외부 공기를 안으로 들이거나 이불과 몸의 접촉면을 바꾸면서 열을 방출하는 식입니다.

다음으로는 **혈류의 조절**입니다. 접촉면은 몸무게에 눌려서 압박되기 때문에 오랜 시간 똑같은 자세로 자면 혈액 순환이 나빠집니다. 똑바로 누워 있다가 옆으로 돌아눕는 등 자세를 바꾸면 중력의 방향이 달라져 혈액 순환의 흐름이 변합니다. 이는 결과적으로 혈액 순환을 원활하게 하는 데 도움이 됩니다.

그 밖에도 수월하게 뒤척이지 못하면 **중도 각성이 잘 일어납니다.** 뒤척일 때는 수면이 조금 얕아지기 때문입니다.

“가령 침대 폭이 좁으면 뒤척이기 불편하므로 수면의 질이 떨어집니다. 저희가 실시한 연구에 따르면 폭 100cm와 78cm는 명백한 차이가 나타났지만, 100cm와 120cm 그러니까 싱글과 세미 더블에는 큰 차이는 없었습니다. 침대가 좁으면 뒤척일 수 없어서 불편하지만, 그렇다고 무조건 넓을수록 좋은 것만은 아니라는 사실이 확인되었습니다. 오히려 폭이 너무 넓으면 안정감이 떨어지거나 추운 날씨에는 냉기가 도는 면적이 넓어져 오히려 좋지 않을 수 있습니다. **침대 폭은 어깨너비의 2~2.5배** 정도면 충분합니다.”(고구레 소장)

🛏 '인체와 유사한 탄력성'이 가장 좋다

매트리스의 단단함이나 탄력성도 뒤척임에는 중요한 요소입니다. 너무 단단해도, 혹은 몸이 푹 들어갈 정도로 부드러워도 뒤척이는 데 불필요한 힘이 들어갑니다. 너무 단단하지도, 너무 부드럽지도 않은 **적당한 탄력성**이면 최소한의 힘으로도 수월하게 뒤척일 수 있습니다. 일본 파라마운트 베드에서는 이러한 탄성을 **'등반발(等反撥)'**이라 정의하고 있습니다.

"한마디로 인체와 유사한 탄력성입니다. 사람의 피부나 근육은 처음에는 부드럽게 눌리다가 깊게 들어갈수록 점차 단단해집니다. 어느 한 지점에서 갑자기 단단해지는 것이 아니라는 점이 인체의 특징이죠. 이처럼 너무 딱딱하지도, 너무 푹신하지도 않은 적당한 탄력성을 갖춘 매트리스라야 적은 힘으로도 통증 없이 수월하게 뒤척일 수 있습니다." (고구레 소장)

수월한 뒤척임과 함께 또 한 가지 중요한 요소는 **'잠들 때의 자세에서 느끼는 편안함'**이라고 합니다. 천장을 보고 똑바로 누워서 자는 사람은 똑바로 누운 자세, 옆으로 돌아누워 자는 사람은 옆으로 누웠을 때 느껴지는 편안함입니다.

"'처음 잠들 때의 자세'는 전체 수면 시간에서 꽤 큰 비중을 차지합니다. 첫 뒤척임 전까지 계속 그 자세를 유지하는 데다가, 밤새 여러 번 뒤척이더라도 결국 처음 자세로 되돌아오는 경우가 많기 때문입니다. 하지만 이처럼 한 자세를 오래 유지하려는

성질이 뒤척임의 수월함과 모순되는 것은 아닙니다. 역시 등반발 매트리스에서 많은 사람이 편안함을 느낍니다." (고구레 소장)

이에 따라 파라마운트 베드는 뒤척임의 수월함과 편안한 느낌을 중시한 등반발 매트리스를 개발했습니다. 61~66세의 남녀 16명(남성 6명, 여성 10명)에게 평소 사용하는 침구(이불 11명, 스프링 매트리스 2명, 우레탄 매트리스 1명, 스프링 매트리스 위에 깔개 이불 1명, 소파침대 1명)와 등반발 매트리스를 1주일마다 교대로 사용하게 하고, 손목시계형 센서(액티브 그래프)로 수면의 질이 어떻게 변하는지 조사했습니다.

그 결과 자는 시간 중 실제로 잠을 자는 시간이 차지하는 '수면 효율'이 평소 92.6%였던 것에 비해 등반발 매트리스를 사용했을 때는 95.7%로 향상되었습니다. 잠들기까지 걸리는 시간인 '수면 잠복기(Sleep Latency)'는 19.7분에서 12.6분으로 줄어들었고, '중도 각성 시간'은 35.6분에서 19.6분으로 감소했습니다. '3분 이상의 중도 각성' 또한 2.48회에서 1.48회로 감소했습니다.[4]

매트리스를 바꾸었을 뿐인데 수면 상태가 크게 개선된 것입니다.

"특히 차이가 난 부분은 중도 각성입니다. 밤중에 눈이 떴을 때, 잠자리가 편안하면 수월하게 다시 잠이 들지만, 불편하면 다시 잠들기 어렵기 때문인 것 같습니다"라고 고구레 소장은 말합니다.

🛏 직접 누워 보고 뒤척이기 편한지 확인한다

앞서 살펴본 내용을 토대로 실제 매트리스 구매 요령을 물었습니다.

"반드시 매장이나 쇼룸에서 직접 누워 보고 편안함을 확인해야 합니다. **매트리스 위에 누워 보고, 뒤척임이나 일어나는 동작이 편한지, 직접 뒹굴어보며 확인하는 것이 좋습니다.** 매트리스 위에서의 움직임이 얼마나 자유로운가는 숙면의 중요 요소이기 때문입니다."(고구레 소장)

이때 주의할 점은 쇼핑 중에 우연히 들른 침대매장에서 침대를 고르는 경우입니다. 쇼핑으로 몸이 피곤한 상태에서는 어떤 침대든 눕기만 해도 편안하게 느껴지기 마련입니다. 침대의 편안함을 제대로 확인하기 위해서는 최상의 컨디션에서 침대에 누워 몸을 이리저리 움직여 보며 편안한 느낌을 확인하는 것이 중요합니다.

피해야 할 행동은 매트리스 끝에 걸터앉아서 손으로 눌러보며 탄력성 등을 확인하는 것입니다. "특히 매트리스 가장자리는 중앙보다 단단한 경우가 많기 때문에 매트리스의 단단함을 정확히 확인할 수 없습니다."(고구레 소장)

매트리스는 매일 사용하는 물건인 데다 가격 또한 만만치 않습니다. 매장 직원에게 양해를 구한 뒤, 눈치 보지 말고 편안하게 누워 이리저리 뒤척이며 꼼꼼히 확인해보시기 바랍니다.

🛏 바닥에 이불을 깔고 자는 건 어떤가요?

침대가 아닌 방바닥에 이불을 펴고 자는 전통적인 방식은 어떨까요? 결론부터 말하면 이불을 개어둘 수 있다는 장점은 있지만, 숙면과 건강 측면에서는 침대를 사용하는 것이 더 유리합니다.

우선 바닥에 이불을 깔면 바닥에서 올라오는 냉기가 수면을 방해할 수 있습니다. 또 먼지가 바닥 가까이에 가라앉기 때문에 청소도 꼼꼼히 해야 합니다. 무엇보다 침대보다 높이가 낮아 누운 상태에서 일어나기 어렵고, 특히 고령자의 경우는 밤에 화장실을 가다가 바닥에 있는 이불에 발이 걸려 넘어질 위험도 있습니다.

그 외에도 침대 생활에서 수면의 질을 중시한디면 "가족과 함께 침실을 쓰더라도 잠만큼은 '1인 1침대'를 사용하는 것이 좋습니다"라고 고구레 소장은 조언합니다.

보통 더블 사이즈 이상의 대형 침대에서 부부나 가족이 함께 자는 경우가 있습니다. 하지만 사람마다 잠드는 시간이나 뒤척이는 타이밍이 제각각이고, 곁에 있는 사람이 밤중에 화장실을 가려고 일어날 때도 있습니다. 한 침대를 공유하다 보면 이러한 요인들이 겹쳐져 결국 수면의 질이 떨어질 수밖에 없습니다.

🛏 수면 상태에 따라 각도가 변하는 침대

각 기업에서 판매하는 침구는 해마다 진화하고 있습니다. 예를 들어, 일본 파라마운트 베드의 전동침대인 'Active Sleep BED'에는 정밀한 수면 계측 센서가 탑재되어 있습니다. 사용자가 침대의 상체 부분을 세운 채로 잠이 들면, 매트리스 아래에 장착된 센서가 수면 상태를 감지해 침대를 자동으로 수평 상태로 되돌려줍니다. 또 다음 날 아침 설정한 시간이 되면 상체 부분이 다시 세워지면서 편하게 몸을 일으킬 수 있는 상태가 됩니다. 사람마다 잠들기 편한 각도가 있는데, 잠들 때의 '입면 각도'를 자신에게 맞게 설정할 수 있습니다.

"전동으로 등받이를 올릴 수 있는 침대는 늘어나고 있습니

수면 상태를 측정해 자동으로 움직인다

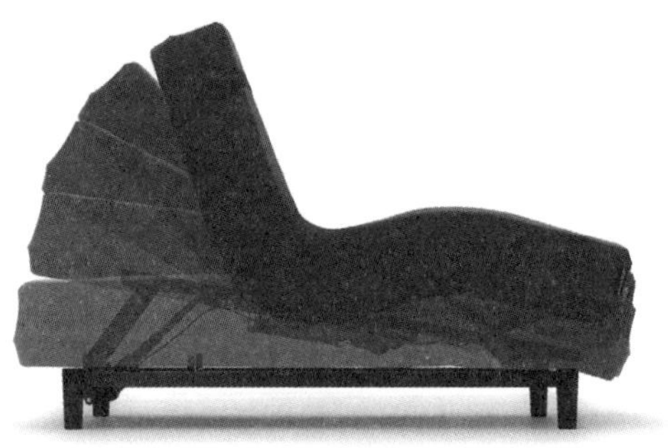

파라마운트 베드의 전동침대[Active Sleep BED]

다. 하지만 수면 상태를 감지해서 자동으로 움직이는 기능은 파라마운트 베드만이 가진 독보적인 강점이라고 할 수 있습니다."
(고구레 소장)

매트리스는 누웠을 때의 편안함은 물론, 수월한 뒤척임까지 반드시 고려해 직접 확인하고 구매하는 것이 좋습니다. 자신에게 꼭 맞는 최고의 침대를 선택하시길 바랍니다.

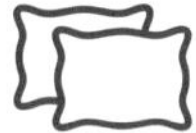

금방 잠이 드는
'수면 BGM'을 활용하세요

일본 반노 클리닉 원장
반노 가츠히사

🛏 조용한 음악은 '수면의 질을 개선'한다

쾌적한 수면을 위해서는 침실 환경을 잘 갖추는 것이 중요합니다. '빛'은 차단하는 것이 좋다고 알려져 있습니다. 그럼 '소리'는 어떨까요? 잘 때 아무 소리도 안 나는 게 좋은지 물어보면 또 오히려 너무 조용하면 어색해서 싫다는 사람도 있습니다. '잘 때 편안한 음악을 틀어놓는다'라는 사람도 적지 않습니다.

인터넷에는 '수면 BGM'이라 불리는, 수많은 힐링 음악이 업로드되어 있습니다. 과연 이런 음악들은 숙면에 도움이 될까요? 정답은 음악의 종류나 개인차에 따라 다르겠지만, 기본적으로는 '도움이 된다'입니다. 27건의 논문을 분석한 최신 연구에 따르면 **조용한 음악은 '불안을 경감시키고 주관적 수면의 질을 크게 개선하는 것'**으로 확인되었습니다.[5]

일본 수면학회 종합전문의이자 일본 반노 클리닉(기후 시) 원장인 반노 가츠히사 씨도 "수면 BGM이라 불리는 음악을 틀어놓고 잠을 자면 부교감신경이 활성화되면서 심박수와 혈압이 떨어지고 더 이완되는 효과가 있습니다"라고 말합니다. 편안해지는 음악을 들으면 스트레스 호르몬인 코르티솔의 분비가 억제된다고 합니다.

잘 알려진 대로 자율신경에는 활동 시 우위가 되는 교감신경과 휴식 시 우위가 되는 부교감신경이 있습니다.

교감신경이 우위가 되면 심장박동과 호흡이 빨라지고 소화활동이 억제되며, 아드레날린과 노르아드레날린이 분비됩니다. 일례로 운동할 때 교감신경이 활성화되는 것은 근육에서 내량의 산소가 소비되기 때문입니다. 만약 그대로라면 중요한 뇌로 가야 할 산소가 부족해지므로 호흡과 심장박동을 빠르게 해 산소를 더 많이 받아들이고 전신으로의 전달 속도를 높이는 것입니다.

한편, 부교감신경이 활성화되면 심장박동과 호흡이 느려지고 소화 활동이 활발해지며, 아세틸콜린이 분비됩니다.

수면 시에는 이 부교감신경이 우위가 되는데, 걱정거리가 있거나 심한 스트레스를 받으면 교감신경 우위 상태가 계속 유지되므로 쉽게 잠들 수 없게 됩니다. **과도한 스트레스로 불면증이**

생기는 것은 이 때문입니다.

따라서 음악을 들으면 부교감신경이 우위가 되므로 숙면에 도움이 되는 것입니다.

🛏 스트레스가 심하고 쉽게 잠들지 못하는 사람에게 좋다

불면증 환자 1,399명을 대상으로 한 20건의 연구를 분석한 결과 수면 BGM은 **수면 잠복기(불을 끈 후 뇌파 상에서 확인된 입면까지 걸린 시간)도 단축**하는 것으로 밝혀졌습니다.[6] 즉, 금방 잠이 드는 효과를 기대할 수 있는 것입니다.

"회사 일 등으로 스트레스가 심하면 침대에 들어가도 생각을 끊기가 어려워 교감신경이 흥분된 상태로 잠이 오지 않을 때가 있습니다. 이런 경우 수면 잠복기가 길어지는 **입면 장애**가 생길 수 있습니다. 그러므로 특히 잠들기가 어렵거나 스트레스가 심하다면 수면 BGM을 시도해보는 것이 좋습니다. 수면제가 잘 듣지 않거나 꺼려지는 사람에게도 추천합니다." (반노 원장)

그럼 어떤 음악을 골라서 들어야 할까요? 음량은 어느 정도의 크기가 좋을까요? 주의해야 할 점은 무엇일까요? 이어서 살펴보기로 하겠습니다.

🛏 클래식과 자연 환경음이 좋은 이유

숙면을 청하는 음악으로는 "**느긋하고 편안한 클래식이나 자연 환경음**(자연 속에서 들을 수 있는 시냇물 소리, 새 지저귀는 소리, 벌레 우는 소리, 빗소리 등)이 좋습니다"라고 반노 원장은 말합니다. 이러한 음들은 α(알파)파를 유도하는 데 효과적인 것으로 알려져 있습니다. 알파파는 뇌가 편안한 상태일 때 나오는 뇌파로, 눈을 감고 안정을 취하거나 명상 중일 때 나타납니다. 알파파는 부교감신경을 우위로 만드는 작용이 있어 숙면을 유도합니다.

간혹 '빗소리는 시끄러워서 듣기 싫다'라고 하는 사람이 있는 것처럼 자연 환경음을 '느끼는 방식'은 사람마다 천차만별입니다. '듣기 거북하다', '불편하다', '안 맞는다'라고 느낀다면 다른 음악으로 바꾸는 것이 좋습니다.

"탁탁 소리 내며 타들어 가는 장작 소리를 좋아해서 그 소리를 들으면 잠이 온다는 환자도 있었습니다"라고 반노 원장은 말합니다.

한편, 박자가 느긋한 클래식이나 자연 환경음과는 '정반대'인 음악들은 잠이 오는 것을 방해합니다. 아무리 좋아하는 가수의 곡이라도 템포가 빠른 격렬한 곡은 숙면에는 어울리지 않습니다. 댄스음악처럼 흥겨운 곡도 잠이 달아나므로 피하는 것이 좋습니다.

🛏 가사에 귀를 기울이게 되는 음악은 금물

"BPM(분당 4분음표 마디 수)이 60~80 정도인 느린 템포의 곡을 고르는 것이 좋습니다. **구성이 복잡한 곡보다는 단조로운 멜로디가 반복되는 곡이 잠을 잘 오게 합니다.** 또 **가사나 보컬 없이 악기로만 연주되는 곡이 좋습니다.** 가사의 뜻을 머릿속으로 따르다 보면 뇌가 휴식할 수 없기 때문입니다. 클래식 곡 중에서는 개인적으로 바흐의 'G선상의 아리아'나 드뷔시의 '달빛'을 추천합니다." (반노 원장)

참고로 BPM 60~80의 템포는 안정 시 심박수와 비슷해 신체 리듬과 잘 맞으므로 심신이 잘 이완된다고 합니다.

보컬이 있는 곡이라도 의미를 알 수 없는 언어라면 괜찮습니다. 언어를 의미가 아닌 '음(소리)'으로 인식해 가사에 신경을 쓰지 않게 되기 때문입니다. 그런 맥락에서 잔잔한 재즈 보컬 곡도 좋은 선택이 될 수 있습니다.

잠을 청하는 음악은 유튜브에 '수면 BGM'으로 많이 업로드되어 있습니다. 검색창에 '수면 음악'이나 '수면 BGM'을 검색하면 수많은 결과가 나옵니다. 실제로 반노 원장 자신이 직접 운영하는 유튜브 채널 '기후에서 일하는 수면 장애 전문의'에 본인이 작곡한 클래식 음악과 자연 환경음을 조합한 수면 BGM을 올리고 있습니다.

🛏 음량 크기는 '속삭이는 목소리' 정도로

"수면 BGM을 틀 때는 **음량 크기를 40dB(데시벨)** 이하로 하세요. 속삭이는 목소리 정도의 크기입니다. 또 **이어폰이나 헤드폰은 사용하지 말고 스피커를 통해 음악이 나오도록** 하는 것이 좋습니다. 이어폰이나 헤드폰은 적잖이 귀를 압박하게 되고, 뒤척일 때도 방해가 될 수 있기 때문입니다"라고 반노 원장은 조언합니다.

스마트폰 내장 스피커로도 충분하다는 사람이 있는가 하면, '클래식인데 좀 더 좋은 음질로 듣고 싶다'는 사람도 있을 것입니다. 후자의 경우라면 고음질 음원을 선택해 생생한 음향을 지원하는 고품질 스피커를 사용하시길 바랍니다.

🛏 1시간 뒤에 꺼지도록 타이머를 설정

또 하나 주의할 점이 있습니다. 아무리 수면 BGM이라 해도 아침이 될 때까지 음악을 계속 틀어놓는 것은 좋지 않습니다. "깊은 수면을 방해할 수 있고, 수면이 얕아질 때 잠에서 깨기 쉽습니다. 이 같은 중도 각성이나 조기 각성을 예방하기 위해서라도 **약 1시간 뒤에 음악이 꺼지도록 타이머를 설정하는 것이 좋습니다.**" (반노 원장) 단, 수면 BGM용으로 제작된 CD에 수록된 음악은 1시간 길이인 경우가 많아 따로 타이머를 설정할 필요가 없습니다.

유튜브 앱은 다음 ①~③ 순서로 타이머를 설정할 수 있습니다. ① 재생 화면에서 우측 상단의 설정(톱니바퀴) 버튼을 클릭. ② '취침 타이머'를 클릭. ③ 1시간 뒤에 음악을 끄고 싶다면 '1시간'을 클릭. 이렇게 하면 1시간 뒤 재생이 정지됩니다.

【수면 BGM을 사용할 때의 요령】

- 템포가 느긋하고 편안한 클래식이나 자연 환경음 등을 선택한다
- 음량 크기는 40dB 이하(속삭이는 소리)로 한다
- 이어폰이나 헤드폰의 사용을 피하고, 스피커로 음악을 듣는다
- 약 1시간 뒤에 음악이 꺼지도록 설정하고 잠자리에 든다
- 이완을 돕는 아로마오일을 활용해 상승효과를 노린다
- 외부에서 들어오는 빛이나 소음을 차단하는 커튼을 설치한다

평소 잠들기가 힘들어서 괴로운 분은 물론이고, 수면의 질을 높여 '꿀잠'을 자고 싶은 분도 당장 오늘 밤부터 수면 BGM을 활용해보시길 바랍니다.

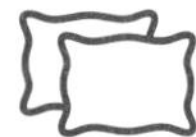

'향기'의 쾌면 효과와
정유 고르는 법과 사용법

—

일본 홀리스틱 케어 프로페셔널 스쿨 원장
아이하라 유카

🛏 라벤더 향이 수면을 개선한다

'임상 아로마테라피'란 단순한 릴렉스에 머물지 않고 임상에서 환자의 고통을 완화하기 위해 아로마테라피를 시행하는 보완 대체요법입니다. 간호학 박사이자 일본 아로마테라피 학회에서 이사를 맡고 있는 아이하라 유카 씨는 2009년 '홀리스틱 케어 프로페셔널 스쿨'을 개원해 임상 아로마테라피스트 육성에 힘쓰고 있습니다.

"아로마테라피로 수면 상태가 개선되었다는 증례는 매우 많습니다. 몇 종류의 정유(essential oil)에서 그 효과가 확인되었는데, 그중에서도 데이터가 가장 많은 것은 아마 라벤더일 것입니다. 라벤더는 1937년 '아로마테라피'라는 용어가 탄생하기 훨씬 전부터 진정·진통 작용이 있다고 알려졌습니다. 전쟁 중에는 부상을 입은 병사를 치료할 때도 사용되었습니다. 이런 경험 속에서 탄생한 지혜가 '라벤더는 마음을 안정시켜 잠을 잘 오게 하고, 상처를 빨리 치유한다'라는 것이었는데, 라벤더를 중심으로 향기에 관한 연구가 계속되었고 현재까지 많은 과학적 근거가 규명되었습니다." (아이하라 원장)

일례로 이란의 요양시설에서 시행한 연구에서 60세 이상의 고령자 50명을 두 그룹으로 나누어, 한 그룹에만 취침 시 라벤더 향을 1주일 동안 맡게 했습니다. 19개 질문으로 수면의 질을 주관적으로 평가하는 '피츠버그 수면 질 지수(PSQI)'를 조사한 결과 라벤더 향을 맡은 그룹은 확실하게 수면의 질이 개선되었습니다. 구체적으로는 수면 잠복기(잠들기까지의 시간), 수면 시간, 수면 장애(중도 각성 등), 수면제의 사용 빈도, 낮 동안의 기능장애(졸음이나 집중력 저하)가 개선되었다고 합니다.[7]

뇌파로 객관적인 수면 상태를 조사한 연구도 있습니다. 대만에서 20대 초반의 9명에게 라벤더 향을 맡게 한 연구에서는 **수면 중 뇌파를 조사한 결과 α(알파)파가 감소하고 δ(델타)파가 늘어나는 것**으로 확인되었습니다.[8]

알파파는 이완될 때 나타나는 뇌파로 알려져 있는데 수면 중에서는 '각성'을 의미합니다. 이 뇌파가 감소했다는 것은 **중도 각성이 줄었다는 것**을 의미합니다. 한편, 델타파는 논렘수면의 가장 깊은 N3에서 나오는 독특한 뇌파입니다. 진폭이 크고 완만한 뇌파이므로 이 델타파가 나오는 수면을 '서파 수면'이라고 합니다.

"이 연구를 통해 라벤더 향으로 **서파 수면이 늘어난다**는 사실이 밝혀졌습니다. 논렘수면에서도 얕은 N2가 줄고 깊은 N3가 늘어났습니다. 즉, **라벤더는 입면을 촉진할 뿐만 아니라 깊은 수면도 유도**하는 셈이죠." (아이하라 원장)

🛏 라벤더 향이 '불호'인 사람은?

쾌면 효과가 확인된 것은 라벤더만이 아닙니다. 예를 들어, 로즈(장미) 향에도 수면의 질을 개선하는 작용이 있습니다.

이 연구도 이란에서 시행된 것으로, 늘 긴장해야 하는 수술실 의료진 80명을 두 그룹으로 나누어, 한 그룹에는 다마스크 로즈* 정유 5방울을 떨어뜨린 냅킨을 베개에 부착해 1개월간 사용하게 했습니다. 그 결과 수면의 질을 주관적으로 평가하는 PSQI와 스필버거 상태 불안 척도(SAI)에서 다마스크 로즈 향은 **불안을 줄이고 수면의 질을 향상시키는 것**으로 나타났습니다.[9]

이처럼 수면을 유도하는 효과가 있는 향이라 해도 누구에게나 반드시 효과가 있는 것은 아니라는 점에 유의해야 합니다.

---

* 장미의 한 종류.

"가령 라벤더는 본래 서양 식물이기 때문에 동양인에게는 다소 낯설 수 있습니다. 특히 라벤더 향을 처음 맡는 어르신 중에는 '냄새가 고약하다'라는 분도 꽤 계십니다. 본인이 고약하게 느끼는 향이라면 아무리 수면을 유도하는 라벤더라 하더라도 그 효과를 기대하긴 어렵습니다. **성분 그 자체보다는 본인이 어떻게 느끼느냐가 수면 유도 효과에 더 강한 영향을 미치기 때문**입니다."(아이하라 원장)

향에 대한 호불호 같은 심리적인 면은 그 영향력이 매우 큽니다. 싫어하는 향은 자극이 되어 불쾌감을 유발합니다. 반면 좋아하는 향이라면 어떤 향이라도 그 사람에게는 심리적 안정감을 줄 수 있습니다.

"심리적 안정감을 느낀다면 기분 좋게 잠들 수 있습니다. 그래서 '좋아하는 향'을 고르는 것도 하나의 방법입니다. 가령 **유자**나 **오렌지**와 같은 시트러스 계열을 좋아하는 사람도 많습니다. 그 밖에 선향에 자주 쓰이는 **샌덜우드**(백단향), 나한백 같은 **나무향**도 정겹고 그리운 느낌 때문에 많은 사람들이 찾습니다"라고 아이하라 원장은 조언합니다.

진정 효과가 별로 없어 수면 유도에는 적합하지 않다는 페퍼민트도 그 향을 정말 좋아하는 사람이라면 잠이 잘 온다고 합니다.

그 밖에 "정유 종류와는 무관하게 어떤 향이든 **향을 맡으려고 의식**하면 호흡이 느려집니다. 그러면 부교감신경이 우위가 되어 이완되면서 잠이 잘 온다는 장점도 있습니다"라고 아이하라 원장은 말합니다.

🛏 합성향료를 정유로 잘못 알고 사용하는 사람도 많다

이제까지 설명한 아로마테라피에서 사용하는 **정유(Essential oil)는 식물의 꽃, 줄기, 뿌리, 열매, 나무 줄기 등에서 추출한 유기화합물로, 향을 지닌 액체**입니다. 빛이나 열에 의해 변질되므로 **갈색이나 청색, 녹색 같은 차광성이 있는 작은 유리병**에 담겨 판매되고 있습니다. 가격은 종류나 용량에 따라 몇천 원에서 몇십만 원에 이르기도 합니다.

"기억해야 할 것은 정유는 아로마 오일이나 프레그런스 오일(향료 오일), 아로마 프레그런스 등으로 불리는 **합성향료**와는 다르다는 사실입니다. 합성향료는 인공적으로 정제, 제조된 것으로, 정유가 지닌 식물 유래 성분에 의한 효과가 없습니다. 생활 속에서 향을 즐기며 기분 전환을 하는 용도라면 합성향료도 무방하지만, 임상에서는 반드시 정유가 사용되고 있고, 정유 성분의 작용을 기대하는 목적이라면 합성향료가 아닌 정유를 사용해야 합니다"라고 아이하라 원장은 지적합니다.

가령 라벤더 향이라고 판매되는 작은 유리병도 자세히 살펴보면 정유가 아닌 아로마 오일로 표기된 경우가 있습니다. 겉보기에 비슷하고 정유보다 저렴해서 **정유로 착각하고 사용하는 사람도 적지 않습니다.**

정유는 라벨에 학명, 증류법, 원산지 등이 표기되어 있습니다. 예를 들어, 라벤더는 '학명: Lavandula angustifolia, 추출법: 수증기 증류, 원산지: 불가리아' 등입니다. 이런 표기가 없으면 정유가 아닐 확률이 높습니다. 이에 더해 아이하라 원장은 "제품에 **성분 분석표**까지 있다면 더욱 신뢰할 수 있습니다"라고 말합니다. 성분 분석표를 통해서, 가령 라벤더의 경우 진정 작용을 나타내는 아세트산 리날릴이나 리나롤 등의 성분을 비롯해 여러 구성 성분이 각각 몇 %씩 함유되어 있는지를 알 수 있습니다. 성분 분석표는 제품에 주요 성분이 표기된 종이가 첨부되어 있거나 온라인으로 확인할 수 있습니다.

단, 정유라고 내세우는 제품 중에서도 실제로는 원료 식물이 다르거나 원래는 없는 성분을 혼합하는 사례가 자주 있습니다. 각 성분의 특징을 잘 알고 있는 아로마테라피스트와 같은 전문가가 아니면 이를 구별하기가 어렵습니다.

따라서 성분 내용을 완벽히 이해하기는 어렵더라도 성분 분석표가 있는지 확인 후 구매하거나, 자세한 설명을 직접 들을 수 있는 정유 전문점에서 구매하는 것이 좋습니다.

🛏 수증기 방식보다 가열 방식을 추천

마지막으로 정유 사용법을 소개합니다. 사용 방식에는 방안에 향을 퍼뜨리는 '확산법'과 화장지나 손수건에 떨어뜨려 코로 흡입하는 '흡입법'이 있습니다. 침실에 정유 향을 확산시킬 때 **아로마 디퓨저** 같은 전용 기구를 사용하면 편리합니다. 아로마 디퓨저는 정유를 접시에 떨어뜨리고 양초나 전구의 열로 가열해 향을 확산시키거나 물이 든 용기에 정유를 떨어뜨려 미스트 형태의 수증기와 함께 분출시키는 등 다양한 방식이 있습니다.

"물을 사용하는 방식은 수증기가 금방 식어 향기가 잘 퍼지지 못하므로 별로 권장하지 않습니다. 개인적으로는 접시에 떨어뜨린 **정유를 전구의 열로 가열해 향을 확산**시키는 '아로마 램프' 방식을 선호합니다. 향이 잘 피지기 때문입니다." (이이히리 원장)

또 향의 강도는 적당한 정도가 좋습니다. "라벤더도 농도가 너무 진하면 오히려 각성이 될 수 있으므로 취침 전에는 **은은한 향기가 나는 정도**로 양을 조절하세요. 어떤 방식이든 향의 강도는 떨어뜨리는 정유의 양으로 조절합니다. 방의 넓이에 따라 다르지만 보통 **몇 방울이면 충분**합니다. 아침에 일어날 때는 레몬그라스나 로즈메리 같은 각성 작용이 있는 향을 휴지에 묻혀 코로 맡는 것이 좋습니다. 상쾌하게 하루를 시작할 수 있습니다." (아이하라 원장)

전용 기구가 없을 때는 휴지에 정유를 몇 방울 묻혀서 침대 가까이에 놓는 방법도 있습니다. 본인의 침실 환경에 맞게 다양한 방법으로 시도해보시길 바랍니다.

정유는 빛과 열에 불안정하며 쉽게 산화되므로 어둡고 서늘한 곳에 보관해야 합니다. "5~10℃의 상태로 보관하는 것이 가장 좋습니다. 냉장고 채소칸도 괜찮고, 와인셀러처럼 온도조절이 가능한 곳이 있다면 이를 이용하는 것도 좋습니다. 산화가 진행되면 효과가 사라지므로 가급적 구매 후 1년 이내(시트러스 계열 정유는 6개월 이내)에 모두 사용하는 것이 좋습니다"라고 아이하라 원장은 말합니다. 이상을 참고해 숙면을 위한 '향기'에 도전해보시길 바랍니다.

마치는 글

1990년대 초반 일본 버블 경제 시기에 발표된 『라스트 뉴스』(이노세 나오키·히로카네 겐시)는 방송국을 무대로 한 만화입니다. 만화 속 사무실 벽에는 스태프들이 지켜야 할 수칙이 직힌 종이가 붙어 있었는데, 그중에 '잠은 3시간이면 충분하다'라는 문구가 있었습니다. 쇼와 시대에는 '사당오락(4시간 자면 합격하고 5시간 자면 떨어진다)'이라 해, 학생들에게 4시간 수면을 강요하는 명문 고등학교도 있었다고 합니다.

지금으로선 상상도 할 수 없는 일이죠. 수면 부족이 뇌 기능을 저하시키며 생활 습관병이나 돌연사 리스크를 높인다는 것은 이제 널리 알려진 사실입니다. 메이저리거인 오타니 쇼헤이 선수처럼 수면을 중요하게 생각하는 사람도 늘어났습니다.

이처럼 수면의 중요성이 다시금 주목받고 있는 한편, 정작 본인의 수면에는 만족하지 못하는 사람들이 많아지고 있습니다. 아침에 일어났는데 개운하지 않다, 자고 일어나도 여전히 피곤하다, 자려고 하는데 쉽게 잠들지 못한다, 밤중에 화장실 때문에 잠이 깬다 등등. 일찍 침대에 들어가도 꼭 수면 시간이 늘어난다는 보장도 없고, 수면 시간은 긴데 '깊게 못 잔다'라고 느끼기도 합니다. 저 역시 나이 50을 넘기고 나서부터는 자다가 중간에 깨는 중도 각성과 너무 일찍 잠에서 깨는 조기 각성 때문에 종종 고생을 합니다.

인터넷을 보다 보면 수많은 숙면법을 볼 수 있습니다. 매일 정해진 시간에 일어나기, 저녁 식사는 취침 3시간 전까지 마치기, 밤에는 커피 마시지 않기, 아침에 일어나면 창문을 열고 햇볕 쬐기 등은 아마 누구나 한 번쯤 들어본 적이 있을 것입니다.

이 책에서는 이러한 구체적인 숙면법과 더불어 '수면 메커니즘을 이해하는 것'에도 큰 비중을 두었습니다. 수면이 인체에서 어떤 역할을 하는지, 잠든 사이 우리 몸속에서는 무슨 일이 일어나는지, 렘수면과 논렘수면은 어떻게 다른지 등에 대해 다루었습니다. 메커니즘을 이해하는 것은 지적 호기심을 충족시켜 줄 뿐만 아니라 최첨단 수면 의학의 최신 지식을 통해 '숙면'에 한 발짝 더 다가갈 수 있게 해줄 것입니다.

이 책은 건강·의료 정보 사이트인 〈닛케이 굿데이〉에서 2023년 1월부터 2025년 4월까지 진행한 연재물에 내용을 추가하고 수정해 재구성한 것입니다. 감수를 맡아주신 아키타대학교 대학원 미시마 가즈오 교수님을 비롯해 취재에 응해주신 여러 전문가분, 담당 편집자인 다케우치 야스오 님과 가미오카 다카시 님, 그리고 이 책을 선택해주신 모든 독자분께 깊은 감사의 마음을 전합니다.

2025년 5월 이토 가즈히로

참고 문헌

시작하는 글

1   Why sleep matters - the economic costs of insufficient sleep
    (https://www.rand.org/pubs/research_reports/RR1791.html)
2   Sci Transl Med. 2012 Aug 15;4(147):147ra111.
3   Cell. 2025 Feb 6;188(3):606-622.e17.

제 1 장

1   Nature. 2018;558(7710):435-9.
2   J Med Internet Res. 2022;24(7):e36862.
3   JAMA Neurol. 2020 Oct 1;77(10):1241-51.
4   Science. 2013 Oct 18;342(6156):373-7.
5   Neurology. 2017 Sep 19;89(12):1244-50.
6   Sleep. 2013 Oct 1;36(10):1421-7.
7   Cell Rep. 2021 Aug 17;36(7):109558.
8   女性心身医学 2014;19(1):103-9.
9   Sleep. 2004;27(7):1255-73.
10 Biol Psychiatry. 2013;73(1):63-9.
11 Cell Rep. 2021 Aug 17;36(7):109558.
12 Elife. 2020 Jan 14;9:e52244.
13 Science. 2022 Mar 4;375(6584):994-1000.
14 Endocr J. 2012 Dec;59(12):1099-105.
15 BMJ Public Health. 2024 May 27;2(1):e001000.

제 2 장

1   Cell Rep. 2021 Aug 17;36(7):109558.
2   Cell Rep. 2018 Aug 28;24(9):2231-2247.e7.
3   J Clin Sleep Med. 2007 Aug 15;3(5):505-13.
4   Clin Gastroenterol Hepatol. 2009 Sep;7(9):960-5.
5   J Gastroenterol. 2004 Sep;39(9):815-20.
6   Mayo Clin Proc. 2004 Dec;79(12):1501-6.
7   Medicine(Baltimore). 2017 Feb;96(7):e6093.
8   Front Neurol. 2022 Aug 10;13:903273.

9   Clin Chest Med. 2014 Sep;35(3):469-81.

10 Lancet Respir Med. 2019 Aug;7(8):687-98.

11 日本内科学会雑誌 2020;109(6):1059-65.

12 JAMA Neurol.2017 Oct 1;74(10):1237-45.

13 Chest. 1988 Jul;94(1):9-14.

14 Lancet. 2005 Mar;365(9464):1046-53.

제 3 장

1   Sci Rep. 2022 Jan 7;12(1):189.

2   Arch Gen Psychiatry. 2002 Feb;59(2):131-6.

3   Sleep. 2004 Nov 1;27(7):1255-73.

제 4 장

1   Int J Urol. 2024 Jul;31(7):747-754.

2   J Urol. 2010;184(4):1413-8.

3   PLoS One. 2007;2(2):e195.

4   Lancet Respir Med. 2019;7(8):687-98.

5   第9回日本心臓財団メディアワークショップ（2007年）

6   JAMA. 2000;284(23):3015-21.

7   日本内科学会雑誌 2020;109(6):1059-65.

8   Lancet. 2005;365(9464):1046-53.

9   BMJ. 2012;345:e6231.

10 J Am Geriatr Soc. 2018;66(10):1911-8.

제 5 장

1   PLoS Med. 2004;1(3):e62.

2   J Sleep Res. 2007;16(1):66-76.

3   Arch Intern Med. 2005;165(8):863-7.

4   Ann Am Thorac Soc. 2015;12(9):1364-72.

5   Sports Med. 1996;21(4):277-91.

6   Ergonomics. 2004 ;47(14):1549-60.

7   Clin Neurophysiol. 2003;114(12):2268-78.

8   Ergonomics. 2004;47(14):1549-60.

9   Journal of Thermal Biology. 2004;29:31-6.

10   Physiol Behav. 2005 Jan 17;83(5):759-65.

11   Int J Biometeorol. 2003 Dec;48(2):98-102.

제6장

1   BMJ. 2019 Aug 21;366:l4570

2   J Clin Sleep Med. 2020 Sep 15;16(9):1567-1577.

3   Int J Neurosci. 2005 Oct;115(10):1397-1413.

4   日本生理人類学会誌 2008;13(4):185-90.

5   Front Neurol. 2025 Jan 7;15:1433592.

6   Int J Nurs Stud. 2018 Jan;77:189-96.

7   Modern Care Journal, Oct 2017, DOI:10.5812/modernc.61602.

8   Sci Rep. 2021 Jan 13;11(1):1078.

9   J Perianesth Nurs. 2022 Aug;37(4):493-500.

Column1~3

1   Sleep. 2004 Nov ;27(7):1255-73

2   Sports Med. 1996 Apr;21(4):277-91

3   日本排尿機能学会誌 2003;14(2):266-77.

4   Circulation. 2010 Jul ;122(4):352-60.

5   Biol Psychiatry. 2013 Jan ;73(1):63-

인터뷰 대상자 명단(본문 게재 순)

미시마 가즈오(三島和夫) ※**취재·감수자**

일본 아키타대학교 대학원 의학계 연구과 정신과학 강좌 교수

1987년 일본 아키타대학교 의학부 졸업. 동 대학 정신과학 강좌 조교수, 부교수, 미국 스탠퍼드대학교 의과대학 수면 연구센터 객원 부교수, 일본 국립 정신·신경 의료 연구센터 수면·각성 장애 연구부장 등을 거쳐 2018년부터 현직을 맡고 있음. 일본 수면학회 이사. 『아침형 근무가 안 되는 이유』(국내 미발간), 『전에 없이 머리가 맑아진다! 수면과 각성 최강의 습관』(국내 미발간) 등 저서 다수.

야나기사와 마사시(柳沢正史)

일본 쓰쿠바대학교 국제 통합 수면 의과학 연구 기구 기구장·교수

1988년 일본 쓰쿠바대학교 대학원 의학 연구과 박사 과정 수료. 1998년 각성 상태를 뮤시하는 뇌 내 신경진달물질인 오렉신을 발견. 31세에 도미해 미국 텍사스대학교 사우스웨스턴 의학 센터에서 24년간 연구실을 주재했으며, 2012년부터 현직을 맡고 있음. 2016년 자수포장* 수상. 2019년 문화 유공자로 지정. 2022년 오렉신의 발견과 수면 장애의 신약 개발에 대한 공헌을 인정받아 세계적 학술상인 '브레이크스루 상'**을 수상. 일본 수면학회 이사.

하야시 유(林 悠)

일본 도쿄대학교 대학원 이학계 연구과 생물과학전공 교수, 쓰쿠바대 국제 통합 수면 의과학 연구 기구 객원교수

---

* 일본 정부가 수여하는 6가지 포장(褒章) 중 하나로, 학문이나 예술, 기술 개발 등에서 뛰어난 성과를 거둔 사람에게 주는 상당히 명예로운 훈장.
** Breakthrough Prize – 과학계의 실리콘밸리 노벨상이라고 불리는 세계 최대 규모의 과학상.

2008년 일본 도쿄대학교 대학원 이학계 연구과 박사 과정 수료. 일본 이화학 연구소 뇌과학 종합연구센터 연구원, 일본 쓰쿠바대학교 국제 통합 수면 의과학 연구 기구 부교수 등을 거쳐 2020년 일본 교토대학교 대학원 의학 연구과 인간건강 과학계 전공 교수, 쓰쿠바대학교 국제 통합 수면 의과학 연구 기구 객원교수로 취임. 2022년부터 현직을 맡고 있음. 일본 문부과학장관 표창 젊은과학자상, 프런티어 살롱 나가세 상 특별상, NAM(전미 의학 아카데미) Catalyst Award 등을 수상. 감수한 저서로 『도쿄대학 교수가 전수하는 문과를 위한 완전 쉬운 수면』(국내 미발간)가 있음.

츠네마츠 도모미(常松友美)

일본 홋카이도대학교 대학원 이학연구원 생물과학 부문 행동신경생물학 분야 조교수

2011년 일본 종합연구대학원 대학교 생명과학 연구과 생리 과학 전공 수료. 이학 박사. 일본 학술진흥회 특별연구원(PD), 영국 스트래스클라이드대학교 유학 등을 거쳐 2017년 일본 도호쿠대학교 학제 간 과학 프런티어 연구소 전임강사로 취임. 2023년부터 현직을 맡고 있음. 홋카이도대학교 뇌과학 연구 교육 센터 조교수. '수면 각성 제어기구와 수면에 따른 뇌 내 동태에 관한 연구'로 '2023년도 일본 과학기술 분야 문부과학장관 표창 젊은 과학자상'을 수상함.

야마구치 유지(山口祐司)

의료법인 일본 GSGL회 후쿠오카 우라소에 클리닉 이사장·원장

1979년 일본 지치의과대학교 졸업. 동 대학교 조교수, 미국 하버드대학교 의대 베스 이슬라엘 병원 전임연구원, 일본 구마모토대학교 의학부 조교수, 인애회 이사 등을 거쳐 2000년부터 현직을 맡고 있음. 일본 수면학회 종합전문의, 미국 수면학회 회원. 저서로 『전문의가 가르치는 증상으로 본 수면 장애 진단과 치료』(국내 미발간) 등이 있음.

우에다 히로키(上田泰己)

일본 도쿄대학교 대학원 의학계 연구과 시스템 약리학 교실 교수

2000년 일본 도쿄대학교 의학부 졸업. 2004년 동 대학교 대학원 의학계 연구과 수료. 일본 이화학연구소에서 시스템 바이올로지 연구팀 팀장, 프로젝트 리더, 생명 시스템 연구센터 연구 총괄 책임자를 거쳐 2013년부터 현직을 맡고 있음. 현재 이화학연구소·생명 기능 과학연구센터·팀장, 도쿄대학 대학원 정보 이공학 연구과·시스템 정보학 전공 교수를 겸임하고 있음. 분야는 수면·각성 리듬의 시스템 생물학. 공동 저서로 『바쿠쇼 몬다이의 일본의 교양 '생체 시계'는 지금 몇 시? 시스템 생물학』(국내 미발간) 등이 있음.

니시다 마사키(西多昌規)

일본 와세다대학교 스포츠과학학술원 교수, 와세다대학교 수면 연구소 소장

1996년 도쿄과학대학교 의학부 졸업. 일본 국립 정신·신경 의료 연구센터 병원 근무, 미국 하버드대학교 객원 연구원, 지치의과대학교 조교수, 미국 스탠퍼드대학교 객원 강사 등을 거쳐 2019년 와세다대학교 수면 연구소 소장으로 치임. 2023년부터 현직을 맡고 있음. 일본 수면학회 종합전문의. 일본 스포츠 정신의학회 이사장. 저서로 『쉬는 기술』(국내 미발간), 『잠자는 동안 몸속에서 무슨 일이 일어나고 있는가』(국내 미발간) 등이 있음.

가지모토 오사미(梶本修身)

일본 도쿄 피로·수면 클리닉 원장

1994년 일본 오사카대학교 대학원 의학계 연구과 박사 과정 수료(의학 박사). 피로 의학의 권위자로 유명하며 2003년부터 산관학 연계 '피로 정량화와 항피로 식약 개발 프로젝트' 총괄 책임자를 맡고 있음. 2010년부터 2020년까지 일본 오사카시립대 대학원 의학 연구과 피로 의학 강좌 특임교수를 역임함. 저서로 『모든 피로는 뇌가 원인』(국내 미발간), 『잠을 잘 수 없을 정도로 재미있는 도해, 피로 회복 이야기』(국내 미발간) 등이 있음.

구리야마 겐이치(栗山健一)

일본 국립 정신·신경 의료연구센터 정신보건연구소 수면·각성 장애 연구부 부장

2003년 도쿄의과치과 대학교 대학원 수료. 미국 하버드 메디컬 스쿨 유학 후 일본 국립 정신·신경 의료 연구센터 정신 보건 연구소 성인 정신 보건 연구부 실장, 시가 의과대학교 정신의학 강좌 부교수 등을 거쳐 2019년부터 현직을 맡고 있음. 시가 의과대학교, 도쿄 농공대학교, 도쿄 자에카이 의과대학교, 와세다대학교 객원교수 역임. 일본 수면학회 이사. 저서로 『60세부터 시작하는 새로운 수면 습관』(국내 미발간) 등이 있음.

요시다 마사키(吉田正貴)

일본 사쿠라쥬지 병원 상급 고문·비뇨기과 과장

1981년 일본 구마모토대학교 의학부 졸업. 1987년 같은 대학원 의학 연구과 수료. 구마모토대학교 의과대학 비뇨기과 부교수, 일본 국립 장수 의료 연구센터 수술·중환자 실장 등을 거쳐 2017년부터 국립 장수 의료 연구센터 부원장, 비뇨기 외과 부장으로 취임. 2021년부터 현직을 맡고 있음. '야간 빈뇨 진료 가이드라인 [제2판]'의 제작 위원장을 지냄. 일본 비뇨기과학회 전문의·지도의. 배뇨 기능 전문의.

고바야시 게이조(小林惠三)

일본 고바야시 정형외과 클리닉 원장

1994년 일본 고베대학교 의학부 졸업. 1999년 동 대학원 수료. 동 의학부 부속병원, 고베 산재 병원, 미츠비시 고베 병원 등을 거쳐 2008년부터 현직을 맡고 있음. 2011년 재팬 타임스 '차세대를 담당하는 아시아 CEO 100인'으로 선출되었음. 2015년부터 일본 야마다 주오리 베개 연구소와 업무 제휴해 맞춤 베개인 '정형외과 베개' 보급에 힘쓰고 있음. 정형외과 전문의. 최근 저서로 『정형외과 의사라서 가르칠 수 있는 몸과 마음이 편안해지는 '쾌면' 기술』(국내 미발간)이 있음.

다니구치 미츠타카(谷口充孝)

일본 오사카 가이세이 병원 부원장, 수면 의료센터 센터장

1987년 일본 야마구치대학교 의학부 졸업. 오사카대학교 의학부 부속병원 신경과·정신과, 카와사키카이 미즈마 병원을 거쳐 1992년부터 오사카 가이세이 병원 정신 신경과에 근무. 1998년 동 병원에 수면 의료센터를 개설해 2001년 부장으로 취임. 20년부터 부원장을 겸임함. 일본 수면학회 평의원, 일본 후생노동성 정신 보건 지정의, RPSGT (미국 수면검사기사 자격증) 보유.

기타무라 마사키(北村正樹)

의약 정보 어드바이저

의학 박사. 1954년생. 1978년 일본 도쿄약과대학교 약학부 약학과 졸업. 일본 도쿄지케이카이 의과대학 전임강사를 거쳐 1986년부터 도쿄 지케이카이 의과대학 부속 병원약제부 의약품 정보실 실장. 현재는 퇴직 후 의약 정보 어드바이저로 활동 중.

사토 게이코(左藤桂了)

사토 케이코 헬스 프로모션 연구소 소장

1982년 도쿄여자의과대학교 졸업. 다이어트와 수면에 관한 연구를 거듭하며 30년 동안 3만 명 이상의 비만을 치료함. 일본 건강증진사 협회 이사장. 일본 비만학회, 일본 내과학회, 일본 당뇨병학회 소속. 저서로 『푹 자고 살 빼는 '3·3·7' 수면 다이어트』(국내 미발간), 『먹고 자기만 해도! 「몸 최적화」 다이어트』(국내 미발간) 등이 있음.

노노무라 다쿠토(野々村琢人)

일본 수면 과학연구소 소장

일본 가쿠슈인대학교 이학부 수학과 졸업. 1988년 도시바에 입사해 PJ 관리, 시스템 전략, 소프트웨어 공학의 연구개발을 담당. 2018년 일본 니시카와 산업(현 니시카와)에 입사 후 현재에 이름. 수면 연구로 최첨단 침구 개발에 임하고 있음. 이학 석사, 기술사(정보공학·종합 기술 감리), 일본 수면학회 회원.

미즈노 가즈에(水野一枝)

일본 와요 여자대학교 가정학부 복식조형학과 부교수

일본 도호대학교 의학부 생리학 제1강좌, 도쿄 의과대학교 제1생리학 교실, 일본 산업 기술 종합연구소 NEDO 펠로우, 일본 도호쿠 복지대학교 감성 복지 연구소 특임연구원을 거쳐 2020년부터 현직을 맡고 있음. 일본 수면환경학회 이사, 일본 수면학회 평의원. 피복위생학, 수면 시 체온 조절 등을 전문으로 하며 현재 '냉각 베개'를 연구 중.

야마우치 노도카(山内閑子)

일본 국립 연구개발법인 산업 기술 종합연구소 주임연구원

2008년 일본 무사시노 미술대학 대학원 박사 후기 과정 단위 취득 퇴학. 같은 해 일본 프랑스 베드 주식회사에 입사. 메디컬 상품기획부에서 복지 용구 연구 개발을 담당, 자동 브레이크 휠체어 '세이프티 오렌지', 커뮤니케이션 로봇 '울고 웃는 타탄', 테라피 이불 '웨이티드 Hug 이불' 등의 개발에 참여했음. 2022년부터 현직을 맡고 있음. ISO(국제표준화기구)의 복지용구·인지기능 지원 기기(TC173)와 고령사회·케어(TC314) 부문 전문위원으로 활동 중. 박사(조형).

고구레 다카마사(木暮貴政)

일본 파라마운트 베드 수면 연구소 소장

침구가 수면에 미치는 영향 등을 연구하며 '眠りSCAN(잠 SCAN)'을 개발함(제8회 모노즈쿠리 일본 대상* 경제산업장관상 수상), '眠りSCAN'을 이용한 임상연구와 수면 자율주행 등을 연구함. 박사(의학), 석사(공학).

---

* 일본 정부(경제산업성 등)가 수여하는 매우 권위 있는 상.

반노 가츠히사(阪野勝久)

일본 반노 클리닉 원장

1998년 일본 아이치의과대학교 의학부 졸업. 2003년 동 대학원 의학 연구과 박사과정 수료. 캐나다 매니토바주립대학교 의과대학 세인트 보니페이스 병원 수면 장애 센터, 일본 아이치의과대학병원 수면 의료센터·순환기내과, 기타쓰시마 병원 수면 의료센터, 진아이 진료소 메이에키 수면 의료센터를 거쳐 2011년부터 현직을 맡고 있음. 일본 수면학회 종합전문의·지도의, 일본의사회 인정 산업의, 미국 내과학회 펠로우.

아이하라 유카(相原由花)

일본 홀리스틱 케어 프로페셔널 스쿨 원장

일본 미에대학교 교육학부 졸업. 효고 현립 대학교 대학원 간호학 연구과 박사 과정 수료. 2000년 영국 ITEC 인증 아로마테라피스트 자격을 취득해 이듬해부터 일본 간사이의과대학 심료내과에서 임상 아로마테라피를 이용한 치료 연구를 시작함. 2009년 임상 아로마테라피스트 교육기관인 '홀리스틱 케어 프로페셔널 스쿨'(고베·두쿄·나고야)를 설립함. 간호사, 보거사, 가호학 박사. 일본 아로마테라피 학회 이사, 일본 임상 아로마테라피스트 협회 이사. 저서로 『향기와 터치로 환자를 치유하는 임상 아로마테라피스트 되기』(국내 미발간) 등이 있음.